ファーストコール
すべての救急隊員に贈る「伝え方」の指南書

水嶋知也　船橋市立医療センター 救命救急センター　副部長

Community CBR Based Rehabilitation

はじめに

「病院への電話……、苦手」

そう思っている救急隊員の方、多いのではないでしょうか。救急隊員は、現場から搬送する医療機関に傷病者の情報を伝えます。その最初の一報をファーストコール（first call）といいます。

「今日はお前、電話しろ」

「えっ、…はい」

いつも電話のやり取りが原因で搬送先の医者から怒られている隊長が、今日は部下の隊員に電話するように指示しました。良くも悪くも上に倣《なら》うのが消防組織の仕事のやり方ですので、しぶしぶ彼も隊長の口調と同じように電話をします。

「はい、○○病院です」

「もしもし、〇〇病院でしょうか。××救急隊です。いつもお世話になっております。患者さんをお願いしたいのですが…」

お決まりの切り出し、定型文です。救急隊からの電話で、果たして患者さんの依頼以外の用事があるのかな、といつも思いながら私は電話を受けます。

ここから先がバラバラで千差万別。長い話でなかなか要点が出てこない人。話がどんどん枝分かれする人。聞いた情報を聞いた順番にすべて話す人。自分勝手に結論を決めつけている人。始めから自分でも内容がわかってない人。「ストップ！　それで、そもそも年齢と性別は？」と、基礎情報が欠けていて聞いていてもイメージが湧かず、こちらから話を遮ることもあります。逆にとても少ないのですが、非常にわかりやすく伝えてくる人もいます。伝えるセンスが生まれつき備わっている、または努力している人です。

昔、日本の救急隊は呼ばれた現場に行き、傷病者を病院に届けるだけのいわゆる「運び屋」でした。人々の生活が豊かになり世界有数の長寿国となる中で、しだいに救急隊の活動の質も求められるようになりました。救急救命士という国家資格が設けられ、一部の医療行為が現場で認められるようになったのも、その時代の流れからです。

現代、そしてこれからの救急隊員は社会ニーズに応えるため、非常に多くの知識や技術を習得する必要があります。そのためさまざまな教育カリキュラムが用意されていきます。私は消防学校で教壇に登り、これから救急隊員になる学生の講義も担当していますが、その教育内容の全体を見渡すとある分野が取り残されていると感じています。

「伝える」技術です。

義務教育も含め、今まで「伝える」技術を学習しトレーニングする機会が少なかった人が、自己流で情報を伝えているのが現状です。消防職員は上司や先輩の所作を見て聞いて感じて、たまに指導を受けて仕事を覚えていきます。センスの良い人が、その能力を自覚し重要であると把握し部下に教育すれば、技術は上達するかもしれません。しかし、そのようなチャンスが無ければ悪いままで脈々と受け継がれていってしまいます。センスに頼るのではなく、伝える教育とトレーニングをするべきです。

私が新しく入職した研修医たちによく言っていることがあります。「臨床（患者さんを相手に仕事する）では、2つの伝える力が医者には必要とされる。1つは患者さんにわかりやすく説明する力。患者さんやその家族が理解できなければ、たとえ正しいことをしていてもトラブルになる。もう1つは同業者に簡潔に伝える力。ダラダラとよくわからないプレゼンをすると馬鹿にされ相手にされなくなる。どちらも意識して日々トレーニングしないと上達しない」と。医者の世界でも伝える技術は重要です。

なぜ救急隊員に伝える技術が必要なのでしょうか。残念ながら、すべての救急患者さんを常に100パーセント受け入れができる救急病院が現実には存在しないからです。手術室が使用中であれば、急ぎの手術が必要な患者はその時点では受け入れできません。院内の人工呼吸器がすべて稼働している中で、さらに人工呼吸が必要な患者は受け入れできません。ですから、救急の最後の砦《とりで》といわれる「救命救急センター」であっても、救急隊からの情報を基《もと》に現在の状況から受け入れできるか否かを判断しなければなりません。画像やデータを伝送するなど検討されつつありますが、補助的であり、現時点では救急隊のファーストコールが非常に大きな役割を果たしているのが実状です。

救急隊員の伝える力は、上達しなければ運んだ先の医療スタッフと救急隊員の双方が不快な思いをするだけでは終わりません。担当した傷病者も不満に思うかもしれません。さらには、正しく情報が伝わらなかったために、傷病者の生命に関わることも起こり得ます。毎日の筋トレで割れた腹筋に一人ニンマリするのと同じように、日々の積み重ねで伝える力もつけていきましょう。

この本では、救急隊員のファーストコールを主な題材として、上手な伝え方のヒントを示していきます。「ヒント」ですが、正解に至るとは限りません。また、絶対的な正解もありません。

「なぁ、婆さん。アレをナニして」

「あいよ」

こんなやり取りでも、きちんと伝わりコミュニケーションが成立する、ヒントを無視した特殊な場合も存在します。

特殊でない普遍的な伝え方を、ヒントを参考に自分なりに模索してください。その努力の積み重ねが必ず伝える力を向上させていきます。また「救急隊員の」とは言いましたが、ほかの職種にも十分応用できると思います。本文の中に消防の皆さんにとって「そんなことは釈迦に説法だよ」と言われそうなシツコイ内容があるのは、ほかの職種の方々にも消防の業務内容をイメージしていただくためです。

皆さんの仕事や生活の中で、人の役に立ち、自分も満足できるグッドジョブにこの本が貢献できれば幸いです。

二〇二四年六月
水嶋　知也

目次

第Ⅱ章　これじゃ伝わらないNG集

第Ⅲ章　伝えるときのお約束

第Ⅳ章　「伝わる」ためのテクニック

第Ⅰ章　情報をまとめる

Ⅰ-1 情報を集めよ！

一 出動

「119番、消防です。火事ですか？ 救急ですか？」

消防指令センターに119番通報が入ります。通報を受ける通信指令員は、通報者と会話しながら短時間でさまざまなことを同時に行わなければならず、複雑な仕事をするプロフェッショナルです。

1 どのような種類の要請か？ （火事、救急、救助など）
2 場所は？ （現場から通報していないことも…）
3 規模は？ （火事の大きさは？ 傷病者の数は？ など）
4 該当する部隊に出動指令を出す

5　内容は？（緊急度を判断する）

6　出動部隊に情報を伝える

7　通報者に協力してもらう（口頭指導など）

この時点で、正確な情報を余すことなく聞き出せていたら救急隊の現場での情報収集作業が大幅に軽減されます。ですが、通報に慣れている人はとても少なく、慌てた通報者から情報を聞き出すのは至難の業《わざ》です。

また、通信指令員は複雑多種な業務を同時に行うため、正確に情報を聞き出す作業に専念できないこともあります。消防組織の中には、指令員は内容を詳しく聞かず出動する部隊に内容聴取を一任する、と業務を分担しているところもあります。

総務省消防庁は『通信指令員の救急に係る教育テキスト［追補版］』[*1]を刊行しています。その中で、通信指令員が内容を聴取し（インプット）、伝える（アウトプット）ことに関する記載は、接遇や医学知識、緊急度の判定に多くの紙面が使われています。しかし、どのように聞き出すのか、どのように伝えるのかに関しては、あまり記載がなく、結局は通信指令員個人の技量が頼りとなっています。伝えるテクニックに関しては、「簡潔明瞭に」「5W1Hで整理する」程度の記載しかありません。

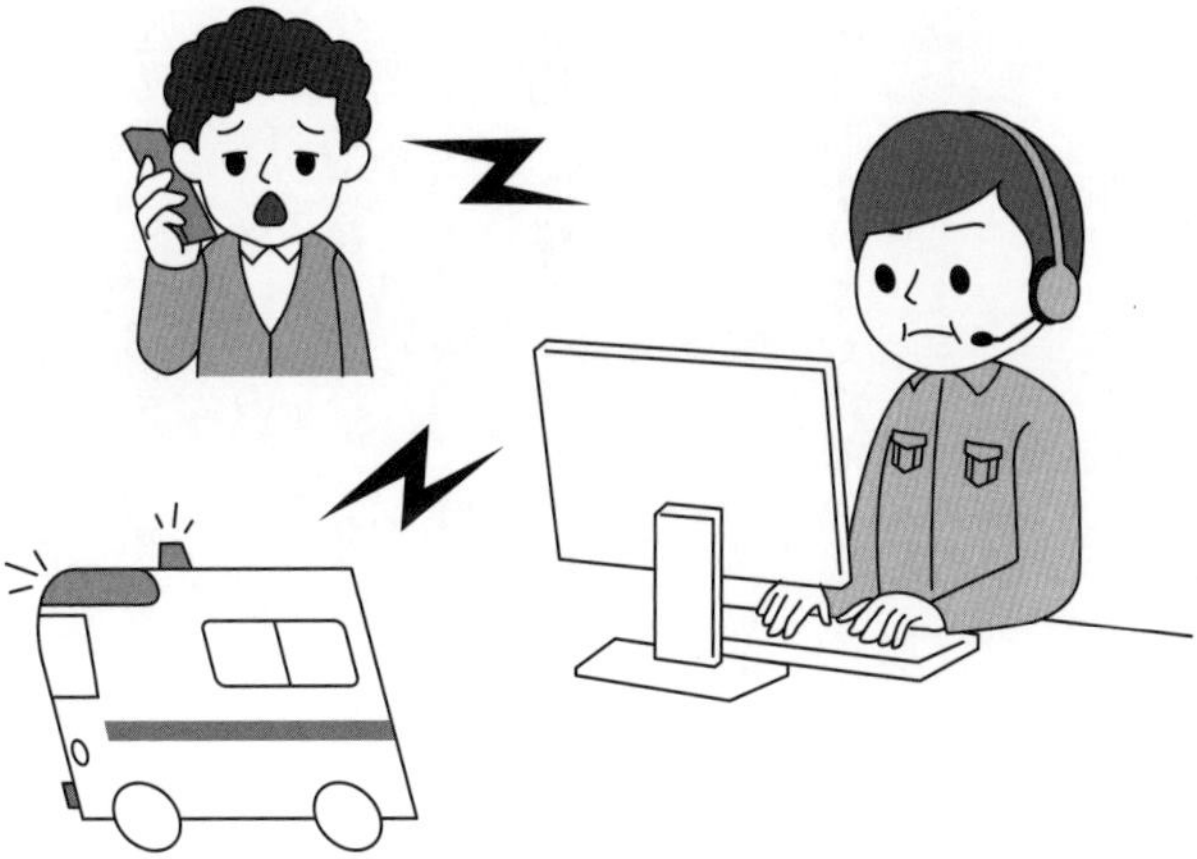

さて、出動指令を受けた救急隊は現場へ走りながら情報を確認します。追加の情報が入り、最初の情報とまったく異なることもあります。通信指令員からの情報を受けていても必要であれば、救急隊が現場に向かう途中で、通報者に直接電話をして情報を集めます（PAC—プレアライバルコールといいます）。通信指令員からの情報に不足がある、疑問がある、不確かな部分があるなど、腑《ふ》に落ちなければ、自発的に現場に到着する前から情報収集を始めていきます。

救急隊員は、これまでの情報から現場の状況と自分たちの活動を想像します。どのような環境か、傷病者の状態は重症なのか、考えられる傷病は、必要な装備は、行うべき処置は、さらに集める情報は、どこに運ぶか。我々救命救急センターのスタッフは、常々救急隊員にはこの時に、甘くみないでなるべく悪い方へ想像し、さらにその想像を隊員全員で共有しておくように、とアドバイスしています。悪い方に想像してどのように対処するのか、事前に隊員全員でシミュレーションしておくことで、現場では「想定の範囲内」と慌てずに活動ができるのです。

サイレンを鳴らして緊急走行で駆けつけます。渋滞している車列も左右に避けて道路中央を空けてくれています。赤信号でも減速停止し、ほかの車両が停止しているのを確認して進みます。さぁ、どんな現場なのでしょうか。

引用文献
＊1　消防庁：通信指令員の救急に係る教育テキスト〔追補版〕．平成29年3月

二　現場到着

現場に着いた救急隊は、まず状況を把握します。

最初は、現場全体を見渡して出動してきた部隊で対応できる規模であるのかを確認します。現場の状況から、「我々だけでは手に負えない！（これ、ヤバッ）」と判断したのであれば、その規模をすぐに報告し応援を呼びます。

例えば、「乗用車2台の交通事故で片方の運転手が動けない」という内容で1台の救急車だけで現場に来ました。ですが、双方の車両に同乗者が4人ずつ計10人いて、その中の数人がけがをしていた、という状況であれば応援要請が必須となります。

次に現場の安全を確かめ確保します。活動中に自分たちが危険に曝《さら》されないようにします。通り魔事件の現場で、犯人がまだいる！　なんて時には救急車から降りられませんよね。

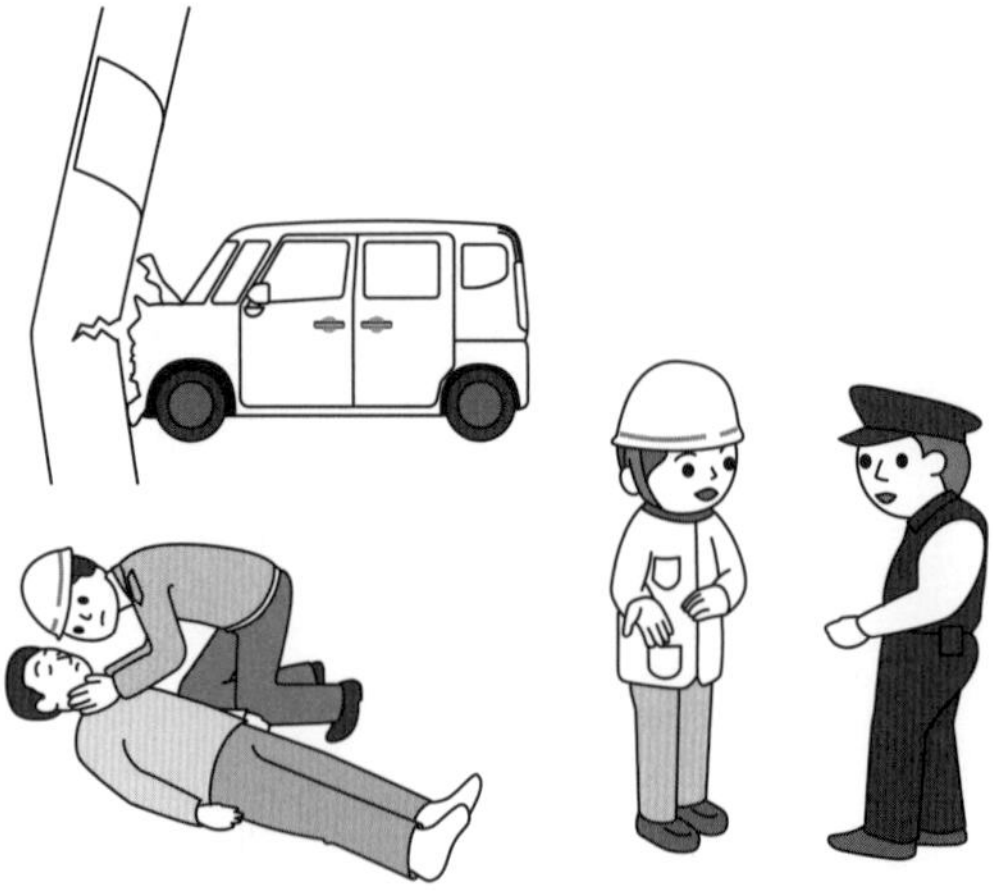

それらの状況評価と安全確保などを経て傷病者に接触します。傷病者に接触し状態を評価するのですが、一番大事なのは傷病者の緊急度です。基本的にＡＢＣの順に評価していきます。Ａは気道（airway）、Ｂは呼吸（breathing）、Ｃは循環（血圧や脈拍、circu-lation）です。

「緊急度が高い！」、つまり傷病者の状態が「悪い」、あるいは「悪くなりそうだ」と判断したのであれば急がなくてはならず、無駄に時間をかけてはいけません。必要であればさらに応援部隊を呼び、傷病者を観察し処置を行い、救急車内に収容し、ファーストコールして、一刻も早く現場を出発しなければなりません。1人で複数の仕事を行うと時間がかかるため、ほかの隊員と役割を分担し協力することも重要です。

情報収集も傷病者の緊急度に合わせて行うことになります。緊急度が高い場合の情報収集は、とにかく時間がありません。「何が重要な情報なのか」を考えて、重要と思われる情報から集めます。

心肺停止の患者さんに、住所や名前は最優先とすべき情報でしょうか。心停止前後の状況、最初の心電図波形、持病（既往歴）の方が大事な情報です。

重症外傷（大けが）の患者では、ファーストコールではバイタルサイン（血圧、脈拍、呼吸数、酸素飽和度）は、実は重要な情報ではありません。その測定値は病院に向かう途中で再度報告を行うようにと指導しています。前述のABCの異常を示唆する診察所見の情報だけで、救命救急センターなどは即座に受け入れの可否を決めるようにしています。緊急性が高い場合、バイタルサインを測定し結果が出揃《そろ》うまでの数分を現場で浪費するのはモッタイナイ、とした発想からです。

時には、必要な情報であっても集まるまで待てないこともあります。支援に来た別の隊に情報収集を任せて、現場を離れて後で報告を受けるなど時間の浪費を防ぎます。

緊急度の高い時に、重要な情報は何かを考える思い出話を一つ。

ある時、警察から消防に「解体現場で事故が発生し、重症者がいる模様」と連絡があり、私はドクターカーで現場に行きました。現場には、ドクターカーと管轄の救急隊が最初に到着し、警察はまだ来ていませんでした。現場を見ると、住宅の解体現場で壁が倒れていて、その壁に作業員が1人下敷きになっていました。その作業員はすでに死亡していました。ほかに誰もいません、重機もエンジンがかかったままです。

次に解体業者の社長と社員が連絡を受けて来ました。聞くと、亡くなっているのは日本人の現場監督で、ほかに3人の外国人労働者がいたようです。倒れた壁には、近くに落ちているバールで掘った跡、負傷者にもバールでひっかかれたような傷がありました。

「ははぁ、事故が起きて慌ててバールで掘って助けようとしたけどダメで、逃げ出したんだな。」

すると、制服警官の男女2人がバイクで現れました。でも、この2人、最初に社長と社員にそれぞれの氏名や住所などを聞きとりメモし始め事故の概要も聞かず、いつまでも現場を見渡すこともせず、我々から話を聞こうとしません。

その様子を見て、私は「この2人からだったら、逃げ切るのはチョロい」、そう思いながら、警察の仕事に口出しするわけにもいかず黙って見てました。事故であろうと故意であろうと、逃げた外国人労働者たちを早く見つけることが先決でしょう。どの情報が重要なのか考えてないし、初動活動が間違っています。

では逆に、緊急度が低い（傷病者の状態は安定している）、と判断した時はどうしましょうか。慌てる必要はありません。じっくりと情報を集めます。傷病者本人やご家族、または関係者から救急車を呼ぶまでの経過を伺い、傷病者の観察（診察）を行います。普段の生活状況、持病（既往歴）やかかりつけの医療機関、処方されているお薬など傷病者の情報を確認します。自宅ではなく出先の時は、ご家族の連絡先なども確認し連絡します。必要であれば連絡した際にご家族からも情報を聞き出します。バイタルサイン（血圧、脈拍、呼吸数、体温など）の測定を行います。

では、個人情報など基本的な情報のほかに、どのような情報を集めればよいのでしょうか。それは、患者さんの病気やけがが、病気でもその種類によって集めるべき情報が異なってきます。

例えば、脳卒中（くも膜下出血、脳出血、脳梗塞）と思われる症状であれば、発症から治療までの時間が勝負ですので、発症した時刻、わからなければ最後に症状がないことが確認できている時刻は重要な情報となります。墜落した外傷（高い所から落ちたけが）であれば、落下した距離（高さ）、地面の性状（コンクリート、土など）、体のどの部位から接地したのかは受け入れる医者として知りたい情報です。

「このケース」であれば「この情報が必要」というのを、日頃の活動から自分のノート（脳）に記して、その経験を蓄積していきましょう。その蓄積が救急隊員の貴重な財産となります。検査や治療技術の進歩により、ノートの情報が古くなることもあります。その時は、地域で指導的な基幹病院などで知識を与えてくれると思いますので、ノートを書き換えましょう。

三　観察と推理

時には、自分たちで探さないと集められない情報もあります。

傷病者にはそれぞれストーリーがあります。この原因で、このような経過に至り今がある、とした因果関係と、連続した関係があるはずです。

「自転車で右側に転び、右手から地に着いたので、右手首が痛い」「飲み込む機能が低下して、食事のたびにむせ込み、呼吸状態が悪くなった」などです。

皆さんは目の前の傷病者に、そのようなストーリーが見えていますか？　中には、ストーリーがどうしても浮かばない、違和感のある人がいます。

「なぜ、倒れているのだろう？」

ストーリーが見えない原因として、知識や経験が浅く想像できない、情報が足りないことが挙げられます。

救急隊も、ある程度の医学知識と診察技術は必要です。日頃の勉強と経験の積み重ね

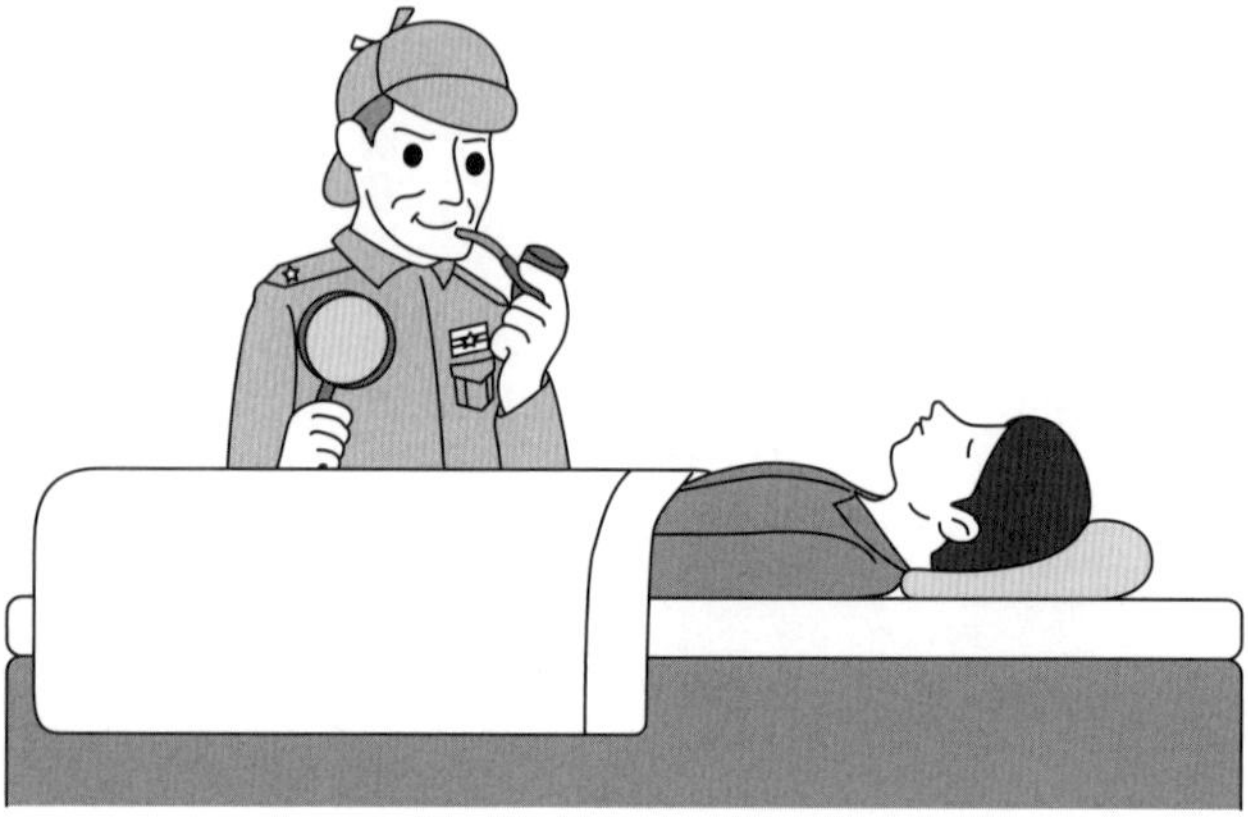

が役に立ちます。事実と情報、自分の持っている知識から想像していきます。それでもストーリーが見えず情報が足りないと考えたら、情報を探しましょう。時には、ホームズやコナン君のように推理し、情報を見つけにいくこともあります。探しても見つからないことも多いですが。

例えば、若い女性が自宅で倒れているという現場です。診察すると意識がないので本人から聞くことができません。年齢や観察結果から脳卒中で意識を失っている印象が薄いように思えます。糖尿病などの持病もないようで原因がはっきりしません。……おっと、左の手首を見るとカッターナイフで切ったような細い傷痕がたくさんある…。そんな時は、家の中のゴミ箱を漁《あさ》ります。案の定、睡眠薬の空き容器が大量に見つかりました。睡眠薬の過量服薬による昏睡だと推測されます。

私は同じような現場で睡眠薬の空き容器だけでなく、「薬」と書いてあるタンスの引き出しから、貯めこんだ未開封の睡眠薬が引き出しいっぱいに残っているのを見つけたこともあります。この人、そのうちまた飲むよね……とほほ。

情報を伝えるためには、情報を集めることから始めます。日頃の経験や知識に加えて、見る、聞くだけでなく、五感全部、時には第六感を尽くして集めましょう（味覚は、役に立つのかわかりませんが）。漠然と情報を集めるのではなく、現場でのヒントを基に必要かつ重要な情報は何かを考えながら集めないと、無駄な時間が流れてしまいます。時には倒れているのを発見されたが、それまでの目撃がない場合もありますが、わからなければわからないでも仕方がないと思います。

ただし繰り返しますが、ゆっくり情報を集めている余裕があるのかを最初に見極めましょう。急がないといけない場合は、重要だと思われる情報から集めて、収集作業は必要最小限の情報のみで、途中で打ち切らざるを得ない場合もあります。

情報を集めっ放しにしない

第I章の後半では、集めた情報を整理する方法を考えていきたいと思います。

ある現場に救急隊が駆けつけました。「動けない」と自分で通報してきた独居の高齢男性が、食卓の椅子に座っていました。その患者さんと救急隊とのやり取りです。


「こんにちは、救急隊です。どうしました？」

「最近食欲がなくて…」

「いつからです？」

「もう2カ月くらいになるかなぁ……。動くのもだんだんつらくて」

「何か持病があるのですか？」

「喘息持ちで薬を吸ってます」

「なるほど、息苦しくて食べられないのですね」

「いや、そんなことはないけど」

「……」

「立つとフラフラする。腰も痛いし」

「腰を打ったのですか？」

「腰が痛いのはずっと前から。今日はトイレに行こうと立ったときに転んで、右足をひねってしまった」

「あぁ、右の足首が腫れてますね。ほかは大丈夫ですか？」

「ちょっとおなかも痛いかな」

「おなかも打ったのですか？」

「いや。たぶん、3日便が出ていないからだと思う」

「ほかの場所も転んで打ってませんか？」

「大丈夫」

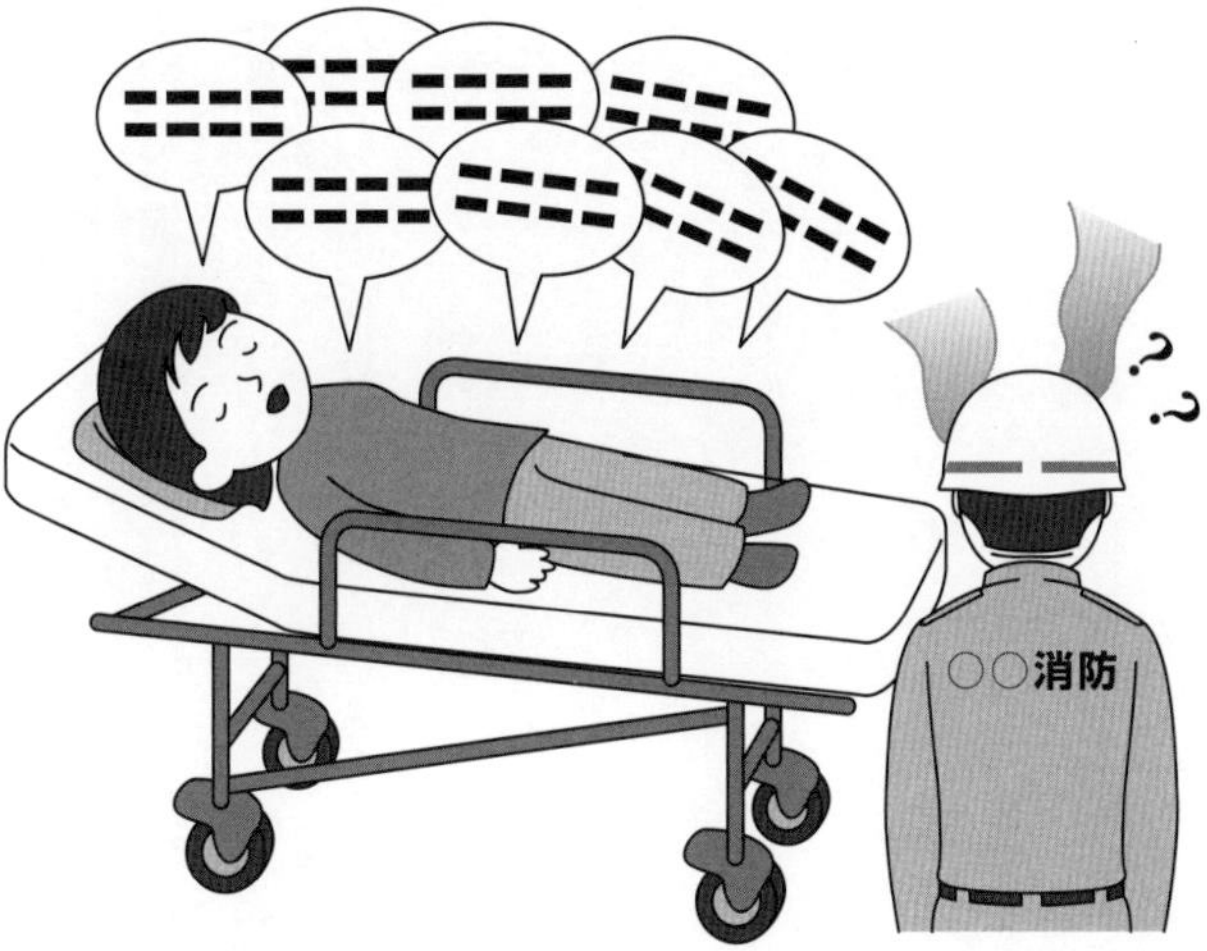

「ほかに、調子が悪いことはありませんか?」
「このところ、眠れなくて……食欲もなくて……」
「わかりました」

このようなやり取りは日頃からよくありがちですが、この会話の内容をそのまま伝えてはいけませんよ。聞いている方にたぶん、「?…?…?、結局何が問題なの?」と言われてしまいます。

集めた情報を、聞いた順番にそのまま伝えるのは、思い出したりメモをとった順番で伝えるだけなので比較的簡単です。しかし、聞き手には最後まで聞かないと、または最後まで聞いていても要点がぼやけて伝わりません。「伝える」と「伝わる」は違います。ただ情報を送るだけでは相手に「伝わる」とは限りません。いきなり火星人の言語で捲《まく》したてられたら、たとえすべての情報が正確に網羅されていたとしても伝わりませんよね（中にはわかる人もいるかもしれませんが）。

「伝わる」ためにはもう一手間が必要です。得られた情報をまとめましょう。

二　相手の欲しい情報は何か

消防署での昼食後の休憩時間。自動販売機の前で、所帯持ちの後輩に独身の先輩が話しかけます。

「角のラーメン屋に最近、新しいアルバイトの娘《こ》が入ったじゃん、見た？」

「はい」

「すっごいカワイイよね。もろタイプ」

「あの娘《こ》、うちの奥さんの高校のバスケ部の後輩っす」

「マジで！　奥さんにいろいろ聞いてきてよ。今度おごるから」

「了解っす（敬礼）」

数日後、ウキウキして後輩に話しかけます。

「どう？　聞いてきた？」

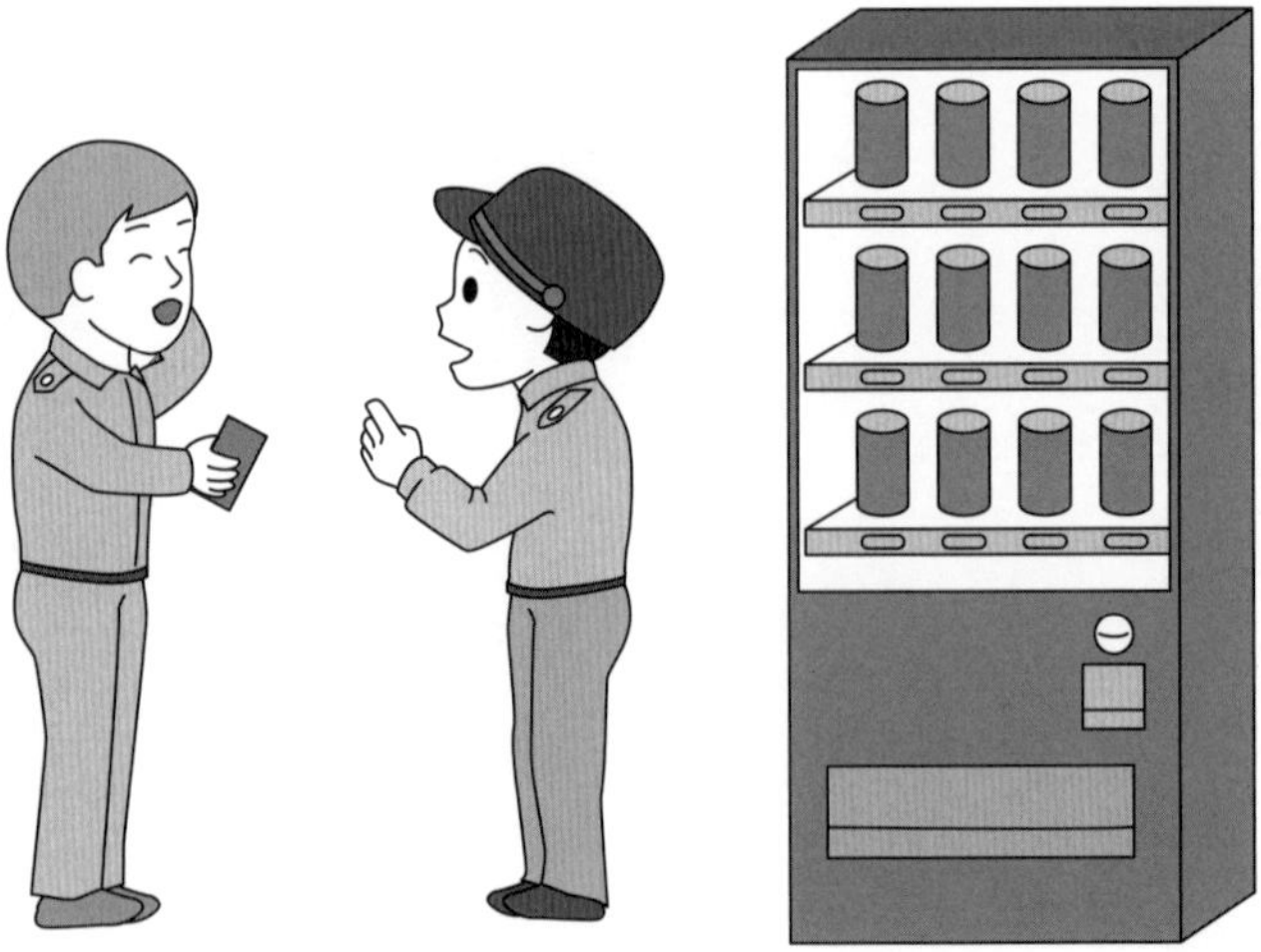

「はい、バッチリっす。えーっと、キノッピィは、高校を出た後に東京の服飾の専門学校に行ってて、卒業して最近こっちに戻ってきたそうです」

「キノッピィ？」

「高校のときのあだ名です。なんでも、あのお菓子に髪型が似てたから……とか」

「そんで、そんで」

「今は実家にいてアルバイト生活っす。実家では両親と自動車整備士の兄と暮らしています」

「そうか、そうか」

「その兄さん、オセロがメチャクチャ強いみたいっす。なんでも世界大会の日本代表までもう一歩だったとか」

「……へぇ」

「あとキノッピィのお母さん、アイドルグループが好き過ぎて、よくキノッピィを連れて年末のカウントダウンとかコンサートに行っているようです」

「はぁ……、んで？」

「夕方、犬を連れて中央公園を散歩してるんでよく会うよ……、と奥さんが言ってました」

「……そう、……んで？」

「……以上っす」


先輩は心の中で、後輩の首を絞めながら、「お前はアホか！　ヨメに何て言って話を聞いてきたんだ！　俺は、キノッピィ家に百科事典のセールスに行くわけじゃねぇんだよ。だいたい、ラーメン屋で突然俺が『キノッピィ』と声かけたら気持ち悪がられるじゃねぇか！」と、怒鳴りたいでしょうね。

先輩の気持ちを察すると、今の会話の中で先輩に有益な情報は、①実家に住んでいる、②夕方、中央公園で犬の散歩をしている、くらいで、他はどうでもよい情報です。後輩は奥さんに先輩の趣旨を伝えたうえで、今は彼氏がいるのか、好きな異性のタイプは、趣味や好物は、とか聞いてくれれば、後輩は焼肉をご馳走《ちそう》になれたかもしれません。ひょっとしたら、奥さんとキノッピィも一緒に。

この話は情報の集め方にも問題がありますが、どのような情報が先方に必要なのかを考えて提供することが重要です。

ある病気を疑っているのであれば、症状や見つけた身体所見（診察の結果）、バイタルサイン、予想される異常の有無など、聞き手（医療スタッフ）が「欲しい！」「知りたい！」情報を伝えましょう。

三　情報の強弱を意識する

歌を聴いていて、もしもバックコーラスがボーカルより強く大声で歌っていたら違和感を感じますよね。オーケストラの演奏でも、音の強弱をつけてサビ（主題）の部分を引き立てます。集めた情報にも、情報の強弱があることを意識する必要があります。

例えば、以下の患者情報があるとします。

- 28歳の女性
- 昨夜からの下腹部痛
- 夫と子ども1人の3人暮らし
- 今月の生理が来ていない
- 腹痛が起こる前に焼き鳥を食べた
- 実家は埼玉県蕨市

- 蕨市の面積は羽田空港より狭い
- 下痢はしていない
- 起き上がるとふらつく
- 毎日3キロメートルのランニングをしている
- 母親が去年、大腸がんで手術した
- 好きなバンドはback number

妊娠可能な若年女性で、下腹部痛、生理が遅れているとなると、子宮外妊娠など産婦人科系の緊急疾患を疑います。これらの情報にも強弱があると思います。私なりに強い弱いを分類すると、

強い情報

- 28歳の女性
- 昨夜からの下腹部痛

・今月生理が来ていない
・起き上がるとふらつく

弱い情報

・夫と子ども1人の3人暮らし
・腹痛が起こる前に焼き鳥を食べた
・下痢はしていない

カス情報（弱い、にも該当しない）

・実家は埼玉県蕨市
・蕨市の面積は羽田空港より狭い
・毎日3キロメートルのランニングをしている
・母親が去年、大腸がんで手術した
・好きなバンドはback number（back numberがカスではありませんよ、素晴らしいバンドです！）

と、なりますかね。このように集めた情報の中で、伝える目的に合わせて情報の強弱を意識することが相手に「伝わる」ことに繋《つな》がり、とても大事です。

では、「強い情報」が「重要な情報」となるのでしょうか。これは違います。強い情報が重要だとは限りません。

こんな患者情報ではどうでしょうか。

- 40歳の男性
- 気管支喘息の持病がある
- 昨日、知人の引っ越しを手伝った
- 朝から息苦しい
- 処方されている吸入薬を使ってもよくならない
- 酸素飽和度が低く、酸素投与を行っている
- 甲殻類にアレルギーがある
- 妻が今を時めく俳優の○○○○

これだと、明らかに最後の「妻が有名俳優」という情報が強烈ですよね（私だけ？ プロ意識が足りない？）。このように強い情報であっても、目的に合わない場合には重要ではないこともあります。集まった情報から伝える目的に合わせて、それぞれの強弱を考えて伝える参考にしましょう。

四　情報を捨てる

ある夜、自宅で足を滑らせ転んでしまい動けなくなった高齢の男性がいました。お風呂上がりに脱衣所の床で滑ってしまったのです。高齢の奥さまだけでは旦那さんを動かすこともできず、１１９番通報しました。

やってきた救急隊が観察をします。

「イタタ、滑って転んでしまいました」

左足の付け根部分を痛がり、動けません。右足と左足で長さに差があり、左足が少し短くなっています。（こりゃ、大腿骨骨折だな）と、救急隊員は推測しました。

奥さまから旦那さんの持病の有無、かかりつけの医療機関、内服薬などを聞いていきます。救急車に運び、心電図などのモニターをつけてバイタルサイン（血圧、心拍数、呼吸数、体温など）を測ります。痛みのためか少し血圧が高いですが、ほかには異常は

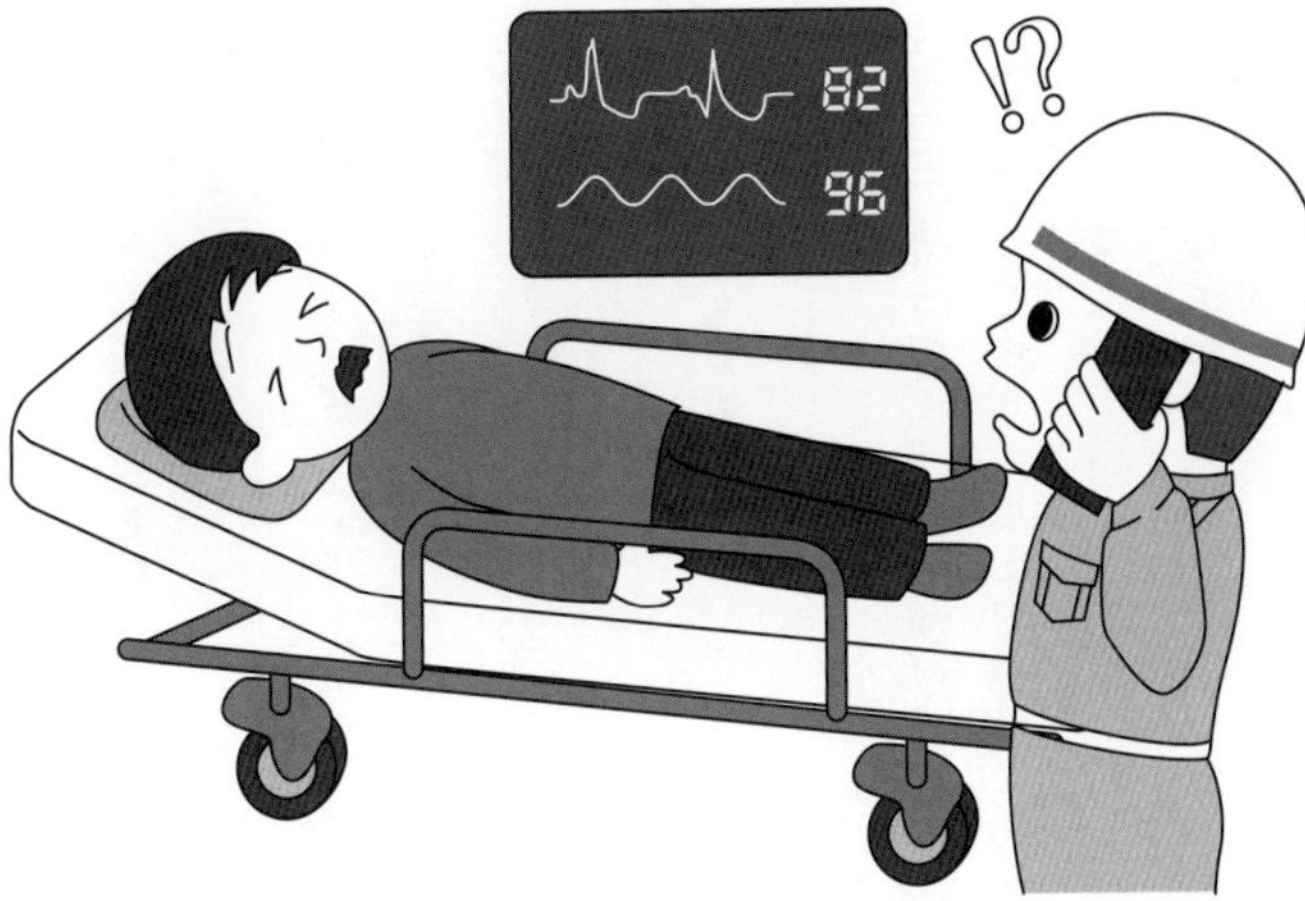

ありません。

心電図のモニターを見て、

「あれ？」

今夜の近所の救急病院は、幸運にも整形外科の先生が当番でした。電話をかけてみます。

「患者さんのお願いですが、78歳の男性。入浴後に足を滑らせて転倒し左足の付け根を痛がり動けません。下肢長差があり左下肢が短縮しています。意識消失もなく、転んだ時に頭も打っていません。バイタルサインは……と、血圧が高いほかは異常ありません。心臓に持病があり、心電図モニターでST（エスティ）が降下しています。診ていただけませんか？」

「えっ、ST？　僕は整形外科で心臓はわからないな。心配だから、救命センターに行ってもらえるかな」

……断られてしまいました。結局、家から見える距離にある病院ではなく、40分以上離れた救命救急センターに運ばれました。診断は大腿骨頸部骨折で、心臓の異常はありませんでした。奥さまは旦那さんの退院まで、遠くの病院へ通うことになります。

この話、いかがですか。よく観察している、と褒めます？「心電図モニターでSTが降下しています」この一言が果たして必要だったのでしょうか。もし、心臓の調子が悪いことが原因で転んだ、あるいは転んだことで心臓の不調をきたしたのであれば伝えるべきです。しかし、足を滑らせて転んだのは明確ですし、バイタルサインに大きな異常はなく、本人は心臓に関する不調を訴えてはいません。それなのに、病的異常があるのか不確定な情報を見つけたからそのまま伝えて、無用な心配をあおることが患者さんのためになるのでしょうか。

得られた情報をすべて余すことなく伝えるのが必ずしも良いとは限りません。余計な情報を入れてしまえば入れるほど、かえって本質がぼやけたり、目的を達成できないことがあります。本質を伝えるためには、あえて余分な情報を捨てることもためらってはいけません。ただし、捨てるためにはそれぞれの情報を吟味する知識は必要です。

五　プロブレムリスト

いろいろな情報が集まり、必要な情報を取捨選択していきます。そうすると、必要と思われる情報が複数残るはずです。

我々医者は日常の診療において、その患者さんの「何が問題なのか」を考えて、その問題を解決していくのが仕事です。問題が一つであればシンプルですが、多くの問題を抱えている患者さんも少なからずいます。その多くの問題を漏れなく把握し考えるため、また複数の問題の重要度や優先度を考えるために、我々は「プロブレムリスト」を作ります。すべての問題を書き並べます。次に、問題の重要度や解決する優先度、または問題の主従関係（根本の問題が原因で派生した問題）を考えて順番を並べ替えます。根本の問題や重要な問題が、リストの順序の先になります。

例えば、糖尿病の持病のある人が脳梗塞となり、脳梗塞の影響で嚥下（食べ物を飲み込む機能）が障害され、口の中の食べ物などが誤って気管に入り肺炎（誤嚥性肺炎）を起こしている入院患者さんがいるとします。そのような患者さんのプロブレムリストは、①脳梗塞、②誤嚥性肺炎、③嚥下障害、④糖尿病と、なります。

リストの①は入院の原因となった根本的な問題です。②と③は脳梗塞に付随した合併症、④はもともとの持病です。

「誤嚥性肺炎の主たる原因は嚥下障害なのだから、主従関係から②と③は逆じゃないの？」と思われるかもしれませんが、肺炎は治療しないと命取りになることもあります。嚥下障害はリハビリテーションや訓練で改善していく時間のかかる問題であり、今すぐ命に関わる問題ではありません。治療の重要度から誤嚥性肺炎が先となります。

このように、集めた情報を羅列し順序をつけるプロブレムリストを作ってみるのも良いと思います。紙に書いて、順番をつけてみましょう。順番の先にある項目こそが、伝えなくてはならない重要な情報となります。

六　迷ったら主訴に立ち返る

公園のベンチでうずくまって座っている高齢の女性がいるのを、通りかかった人が見つけて救急車を呼びました。

駆けつけた救急隊員が尋ねます。

「救急隊です。大丈夫ですか？」

「い…たい」

「痛いのですか？　どこが？」

「……」

体のどこかが痛いようです。動けそうにないので、そばにあった手提げかばんと地面に落ちた杖を拾って患者さんをストレッチャーに乗せて、救急車に運び入れます。

「どこが痛いの？」

「……。」

　体を横にしてエビのように丸くなってます。

「お名前は？」

「……。た…なか、よ…し…こ」

「お歳は、おいくつですか？」

「……。…な…なじう……に。」

　質問してもなかなか返事が戻ってきません。そのやり取りで、隊員の1人が気づきました。

「隊長…、呂律《ろれつ》が回ってないですよね」

「え、…あっ、そうかも」

　診察すると、右の手足が左に比べて動きが悪いことがわかりました。これは……、隊長は病院にファーストコールをします。

「(前略)。女性で72歳のようです。公園の椅子にうずくまっているのを発見されて救急要請されています。観察すると、呂律《ろれつ》障害と右不全麻痺がみられ、脳卒中を疑います。バ

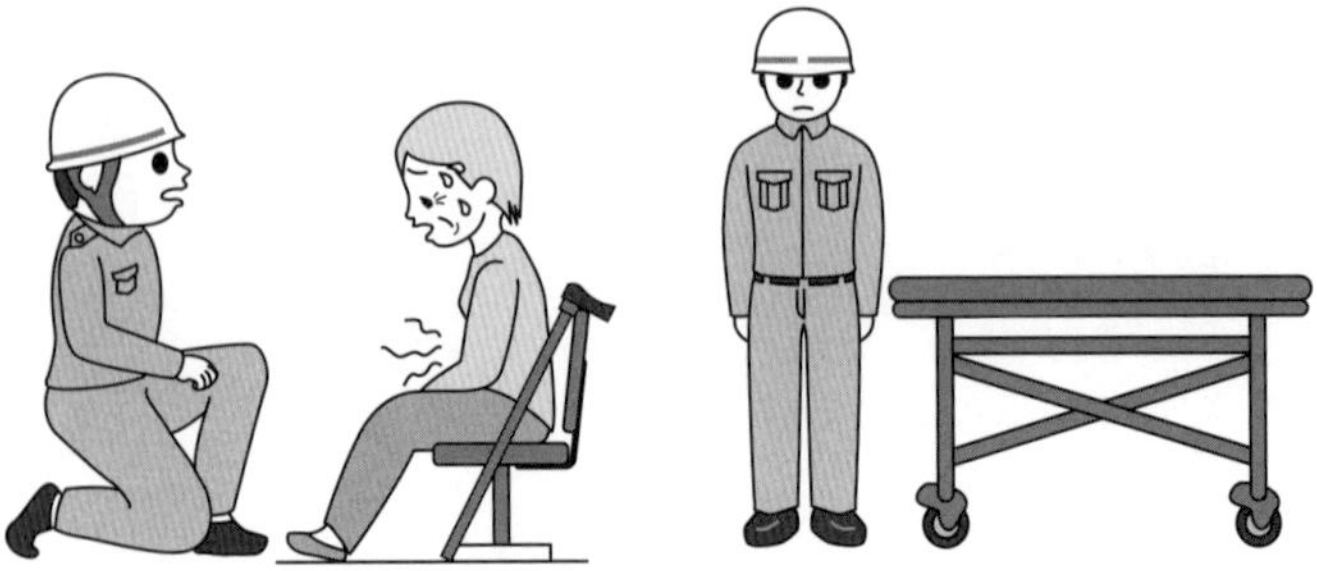

イタルサインは……です。受け入れ、いかがでしょうか?」

救急病院に運ばれました。

救急病院の医者が診察します。


「こんにちは。わかりますか?」

「……」

「お名前を教えてください」

「……た…なか、…よし……こ」

確かに呂律《ろれつ》が回っていません。

「今日はどうしましたか?」

「……い…たい」

「痛いの?　どこが痛いの?」

「……うぅ」

横を向いてエビのように丸く寝ている体を、みんなで仰向《あおむ》けにすると
「……う、…い……たい」

と痛がり、さらに診察してお腹の上の方を押すととても痛がります。

「痛がってなかった？」

医者が救急隊に聞くと、

「……い…たい、と言ってました」

「でしょ」


その後の診察や検査の結果、胃潰瘍による腹痛であり入院となりました。来院した家族から聴取すると、もともと脳梗塞を患っていて呂律《ろれつ》障害と右半身の麻痺はあったそうで、公園にはリハビリテーションがてらよく散歩に行っているそうです。

救急隊員はたまたま見つけた体の異常から、すっかり間違えた道を突き進んでいます。傷病者は人間ですから、いろいろな症状や異常があることがあります。いろいろな

情報が手に入るがゆえに、かえって迷ってしまうことがよくあります。迷った時は、主訴、つまり今回最も強く訴えている症状、あるいは一番困っていることは何か、という原点に立ち返ってみましょう。

七　情報が不足、未整理でも許容される場合もある

「車同士の交通事故でけが人がいる模様」

警察から消防へ119番に入電があり、救急隊に出動指令が出された。指令書には「複数車両による交通事故、けが人がいる模様」と、最後に「警察入電」と添えてある。

「チッ」舌打ちした深町隊長が指令員に無線で聞く。

「もう少し、詳細な情報はありませんか？」

「かけ直してみますが、現時点で指令内容のみです」

〝警察の情報提供は、いつも少なすぎる。何とかならないのか！〟

毎度のことだが、深町のフラストレーションはたまる。警察も現場からではなく、報告を受けた指令員が消防に通報することが多く、警察の指令員は情報を持ち合わせていない。

現場は複数車線のある国道の交差点。近づいていくと、いつも以上に大渋滞。車列は

無理して避けてくれるが、なかなか近づけない。嫌な予感がする。パトカーの赤色灯の光が歩道橋に反射して見える。

やっぱり…。

交差点内で横転しているワゴン車。信号機の柱に前から突っ込み煙を上げひしゃげた乗用車。交差点内で外向きに停車している無人のトラック。路肩で倒れたバイク。脇の歩道で、目撃者たちに介抱されている人々。集まった警官たちは渋滞の処理に追われている。明らかに多数傷病者事案だ。

「速水、無線しろ！　多数傷事案《たすうしょうじあん》で応援要請。傷病者多数で確認中、発煙している車両あり、脱出困難者もいる模様と伝えろ！」

「了解！」

「南波！　トリアージの準備、タグを用意しろ！」

「了解！」

現場のど真ん中に深町は車両から飛び出す。駆ける靴音は散った角ガラスを踏んでジャリジャリと響く。速水も無線が終わり追って来た。

「速水！　現場全体を回り傷病者数を確認！　災害規模を把握し追加支援を無線しろ！」

「はい！」

速水は向きを変え走り去る。深町は交差点の中央で立ち止まり、現場を見回す。交通は遮断され、信号に突っ込んだ車の煙以外に危険はないようだ。口の中でアドレナリンの味がしている。

「南波!!　始めるぞ！」

「了解！」

深町たちは、傷病者が集められていると思われる歩道脇に走る。8人いる。

「救急隊、深町です！　ほかにけがした人はいませんか？」

「車の中にまだ何人かいる。助けて」

「わかりました。もうすぐ応援も駆けつけます。ここにいる人たちは歩いて車から出たのですか？」

「じいちゃんは歩けないので、私がおぶって来ました」

「了解しました。南波隊員！　老人以外ここの全員は緑！　タグを記入し始めろ！」

「はっ！」

　速水が戻ってきた。

「た、隊長！　傷病者12人！　横転したワゴン車に2名、信号機脇の乗用車に1名、要救助者あり！　報告済みです！」

「速水、海事病院救命センターに12名の多数傷病者交通事故事案の発生と受け入れが可能か連絡し確認！」

「了解です！」

　深町は8人に取りつき、ＳＴＡＲＴ式トリアージで評価していく。南波は、深町や傷病者から聞き取った情報をタグに記入し色分けする。

「隊長、来ましたぜ」

「何が来たって、南波」

　支援部隊のサイレンの合奏がかすかに聞こえてきた。

「自分、耳はいいので」

そういえば、8人と要救助者3人……！　あと1人は？

「速水！」

「はい隊長、救命センターが重傷者を引き受けるがトリアージの内訳を知りたいと、判明次第報告すると伝えました」

「速水！　ここにいる8人と要救助者3名、残りの1人は！」

「この反対の、歩道奥の植え込みにバイクの運転者が飛ばされています！」

「よし、ついて来い！」

深町たち3人はバイクの運転者、ワゴン車、信号機脇の乗用車の傷病者に次々と取りつきトリアージした。

「速水！　救命センターに赤2人、黄色2人、緑8人と報告！」

支援部隊が到着。指揮隊長らに深町が叫ぶ。

「車両4台の事故！　傷病者数12名、うち要救助者3名!!　横転したワゴン車に2名、信号機脇の乗用車に1名！　乗用車は出火の危険あり！」

「ただ今より本事案は中央指揮隊長が指揮を執る！　救助および警戒活動を指示する！」

「傷病者12名のトリアージは、赤2名、黄色2名、緑8名、黒0名です！」

「深町隊長！　後続の救急隊への指示を任せる！　報告せよ！」

「はっ！」

「隊長！　救命センターから赤2名、黄色2名を引き受けると返答がありました」

「よし！　速水は次に緑8名を受け入れる病院を探せ！　そしたら、南波！　事故概要を把握してこい」

「了解！」


後続の救急隊が到着してきた。横須賀救急隊の隊長に深町は、

「赤2名、黄色2名、緑8名の計12名！　あそこにいるバイクの運転者についてくれ！意識なしで赤！　海事救命センター受け入れ了承済み！」

「了解！　受傷機転は（どのような事故なのか）?」

「確認中だ！　後で伝える！」

次に到着した下総救急隊には、

「赤2名、黄色2名、緑8名の計12名！　救助中の横転したワゴン車内助手席の女性に取りついてくれ！　意識（JCS）二桁、橈《とう》骨動脈が触れずショックで赤！　海事救命センター受け入れ了承済み！」

「了解！」

続けて到着した舞鶴救急隊には、

「赤2名、黄色2名、緑8名の計12名！　あのワゴン車内から救助された70歳女性に取りついてくれ！　大腿部の痛みで歩けず黄色とした！　海事救命センター受け入れ了承済み！」

「了解した！」

深町は設定された現場指揮本部に走る。

「後続の救急隊はあと何隊で、どのくらいで来ますか？」

「とりあえず3隊！　8分くらいだ」

「了解！　赤2名、黄色1名は収容！　残りの黄色と緑を見てきます」

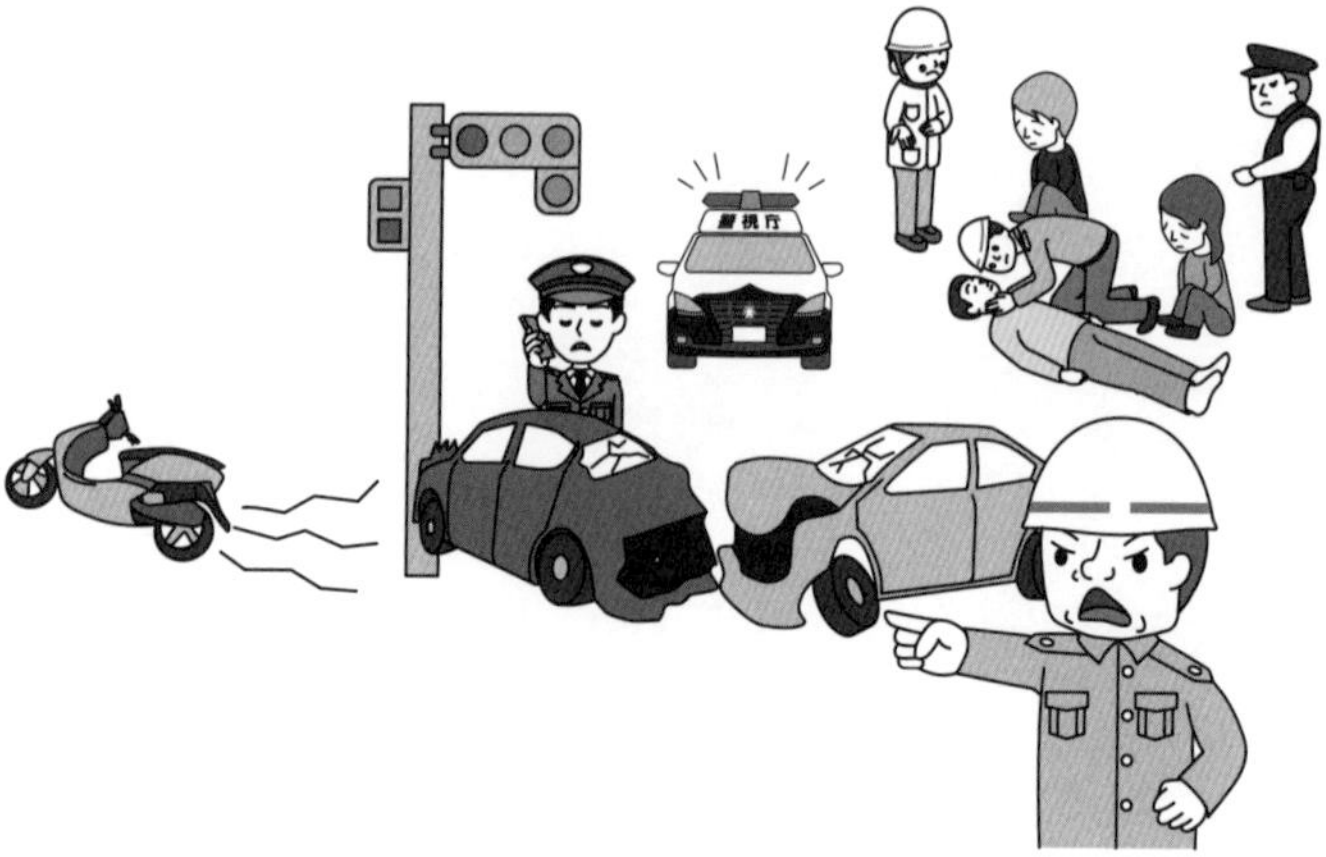

深町は乗用車から救出された男性と、歩道橋脇の8名を見回った。どうやら、容態に変化はないようだ。

ん!!　横須賀、下総、舞鶴の3隊がまだ出発していない。何をぐずぐずしている！　横須賀救急隊に駆けつけ、サイドドアを開ける。

「何やってんだ！　早く出発しろ！」

「意識がないので人定（名前、生年月日など個人情報）がわからない。警察が確認してくれると」

「バカ野郎！　そんなの後でいい！　早く走れ！　観察結果など状態を救命センターに一報入れろ！」

次に下総救急隊へ急ぐ。

「おい！　早く走れ！　何してる！」

「警官が傷病者に状況を聞きたいと乗り込んでいる」

「人命を救うことが最優先だ！　引きずり降ろせ！」

「おい、お巡りさん！　早く運ばないと危ないんだ！　後にしてくれ！」

まったくどいつもこいつも！　そして舞鶴救急隊のドアを叩く。

「海事病院は受け入れると言ってるんだ！　早く出ろ！」

「家族の連絡先と、保険証の確認中です。受傷機転も聞かないと」

「アホか!!　走りながらやれ！　時間を無駄にするな！　受傷機転は海事病院にまとめて俺から伝える」

この後、残りの傷病者も次々に収容され、搬送された。深町たちは指揮本部に報告を終え、最後の緑3名を搬送するため現場を離れた。

このように、患者の状態が悪くて一刻の猶予も許されない、災害対応時などでは、情報が不足していても、まとまっていなくても仕方がないこともあります。情報より救命することが優先です。

「Ⅰ-1　情報を集めよ」の項でも述べましたが、大事なことですので、多数傷病者事案における先着救急隊の理想的な活動を示しながら、第Ⅰ章の最後に繰り返させてもらいました。

第Ⅱ章　これじゃ伝わらないNG集

一　わからないから全部伝える

どの情報が重要なのかわからないから、全部伝えてくる人がいます。集めた情報を全部伝えたから、漏れなく網羅しているので良い、と果たして言えるのでしょうか。

ある夏の日の救急隊からのファーストコールです。

「××救急隊です。88歳の女性をお願いしたいのですが」

「どういう患者さん？」

「はい、それが……。この方、足腰の鍛錬のため雨が降っていない日は毎朝6時に近所に散歩に出かけるそうですが、今日は6時間たっても帰らないためご家族が探しに出たそうです」

「それで、見つかったと」

「結局見つからず、警察から電話があり、家から10キロ離れたスーパーの駐車場で保護されたそうです」

「ずいぶん歩いたね。買い物に行ってたんだ」

「それが、普段まったく行かない場所だそうで。本人に、なぜそこにいたのか聞いてもわからない状態です。ご家族が交番に迎えに行って様子がおかしいと救急要請です」

「んで、何か異常はあるの？」

「それが、本人は特に症状がありません。自分で歩いて救急車に乗りましたし。あ、交番のお巡りさんが麦茶を出したら、1回だけ吐いたらしいですが、今は吐き気の訴えもありません。お名前、年齢、住所、今日の日付もすべてしっかりと答えられています。昨日の夕食のおかずも全部覚えています。肉じゃがとサバの味噌煮と卵焼き、それと……」

「おかずはいいから。で、観察して異常はあったの？」

「はい。左膝の痛みがあり腫れていて押すと少し痛がります。それと、入れ歯がないと言ってまして……。失くしたのでしょうか。歯が悪くて入れ歯がないと好物の銚子電鉄の「ぬれ煎餅」も噛《か》めないと」

「……。ボーッとしてる感じはない？」

「いえ、よくお喋《しゃべ》りされます。あと、顔面や上肢が日焼けして赤いのと、そう左腕！　左腕に赤くボツボツができていて掻《か》いた痕があります」

「……皮疹ね。で、バイタルサインは？」

「体温が37・3度と微熱がありまして。呼吸は16（回/分）、脈拍１００（回/分）、血圧１６０の90（mmHg）、酸素飽和度95％です」

「既往歴は？」

「高血圧と骨粗鬆症で薬を飲んでいるそうです。あと、水虫。両足の水虫で皮膚科にかかっているそうです。アレルギーは桃を食べると口の中がかゆくなると」

「うーん？　そもそも、ご家族はどうして様子がおかしいと救急車を呼んだの？」

「え、ちょっとお待ちください、聞いてみます……（どうして、１１９番したの？）。……なんでも、たいした距離でもない場所に出かけても、いつもすぐタクシーを使って帰る人が、帰ってこなかったからだそうです」

「はぁ？　何それ。しょうがないな。どのくらいで来れるの？」

「15分くらいで到着できます。ありがとうございます」

日常、時々ある電話です。何が問題なの？　微熱？　膝の痛み？　長時間炎天下での熱中症？

来院してから医者は本人から話を聞いて、診察していきます。処置ベッドでゴロッと寝返りを打ち横に向いたとき、

「アイタ！」

「どこが痛いの？　膝？」

「頭」

「えっ？」

「あっ！」

髪の毛に隠れた側頭部に大きな皮下血腫（たんこぶ）を見つけました。

「これ、見つけてた？」

「……いいえ。すみません」

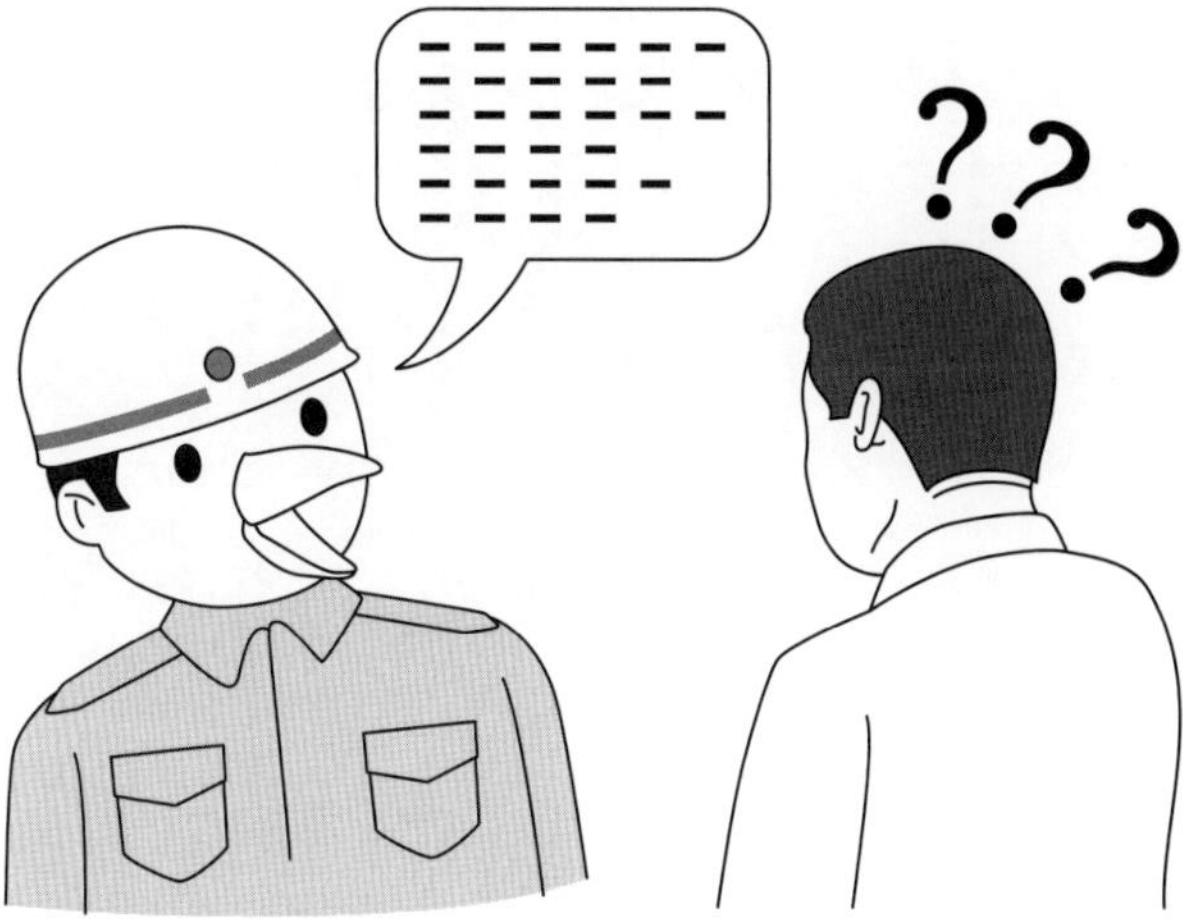

救急隊が申し訳なさそうに答えます。

結局、頭蓋骨骨折と軽度の脱水症と診断されました。頭蓋骨骨折はありましたが、幸いにも頭蓋骨の中にある脳や周囲の組織などに損傷はありませんでした。たぶん転んだのでしょう、強い頭部への衝撃で記憶障害と嘔吐があったようです。数日後、元気にお帰りになりました。

確かに、この話のように真相や核心がわかりにくいことも少なからずありますが、わからないから全部伝える、は結局伝わりません。受け取る側で必要な情報をピックアップしてくれという「丸投げ」なスタンスであり、伝わるように配慮する気持ちがないので非常にタチが悪いです。もちろん、伝え方の上達もしません。

小さな子供たちの喧嘩《けんか》の仲裁に入った時、双方から話を聞くと最初から話すので「?・?・?・」となること、ありますよね。子供は上手に伝えようと考えるわけではないので仕方ありません。

業務として情報を「伝える」のであれば、相手に「伝わる」努力を怠ってはなりません。情報を集めた後、簡単に思考を放棄しないでください。九官鳥ではなくヒトとして、考えて情報を伝えましょう。「足腰の鍛錬」「好物のぬれ煎餅」は少なくとも要らないですよね。

二　情報を集まった順に伝える

「先生、いつもお世話になってます。××救急隊です。患者さんの収容依頼ですが」

「はいはい」

「60歳の男性の意識障害です。この方、独居生活者で3日前より連絡が取れないと妹さんから通報がありました。家に着いたのですが、呼び出しても返事がなくドアも窓も鍵がかかっていました。救助隊を呼んで鍵を開けて進入したら、ベッドの脇で倒れてました。意識レベル200（痛み刺激で顔をしかめたり、体を少し動かす程度）です」

「麻痺はあるの？」

「四肢の麻痺ははっきりしません。それで、車内収容したのですが、その後から数分おきに全身性の痙攣を繰り返しています」

「呼吸は大丈夫なの？」

「痙攣が起きると酸素飽和度が下がるので、補助呼吸（器具で呼吸を助ける処置）をしています」

「それは早く治療を始めないと。早く運んできて。ところで、何か持病があるの?」

「妹さんから聞くと、糖尿病があり通院しているようです」

「(患者さんの)名前と生年月日を教えて。どのくらいで来られる?」

「……(名前と生年月日)……。15分くらいで行けます」

「了解。早く運んで」

「あの、それとですね。先ほど血糖を測ったら12(mg/dL)でして」

「何! それを最初に言え! 特定行為(血糖値を上げるためのブドウ糖の静脈注射)を実施したい、ってことか?」

「そうです」

「さっさと静脈路(点滴)を確保してブドウ糖を入れろ!」

「は、はい、すみません。すぐやります」


通話を始めて数分、無駄なやり取りです。救急隊は、情報を自分たちが得た順番に伝えています。

①状況
②意識状態が悪い
③痙攣していて呼吸も不安定
④低血糖

しかし、この患者さんは何らかの原因で低血糖となり意識状態が悪く、痙攣していることが強く疑われますから、早急に血糖を上げる治療を始めないといけません。

重要な情報としては、

①低血糖
②意識状態が悪く痙攣している
③呼吸も不安定

であり、やはり低血糖がありの処置を行いたい旨を最初に伝えるべきです。

「○○救急隊です。60歳男性、自宅で意識なく倒れているのを発見されています。糖尿病の既往があり、血糖を測定すると12（mg／dL）でした。ブドウ糖投与を行ってよいでしょうか？」

「すぐ、実施してください」

「処置後に、セカンドコールで詳しい情報をお伝えします」

「了解しました」


得られた情報を一部しか伝えていませんが、何が重要な情報で、自分たちが優先すべき行動は何かを考えて伝えています。残りの情報は後で伝えれば良いのです。

また別の日の××救急隊です。


「84歳の女性で、そちらで不整脈に対してペースメーカーを入れている方です」

「はい、それで」

「施設に入所されていて、本日、上着に血がついているのを施設職員が発見しました」

「血を吐いた、のかな？」

「いえ、左胸に2センチくらいの傷があり、そこから出血していたようです」

「今も傷から出血しているの？」

「血は止まっています」

「それで、出血が多くて血圧が低いとかの理由で119通報なの？」

「出血は少量で、血圧はむしろ高めです。全身の皮膚炎もあり、普段から体中を掻《か》きむしっているようです」

「それで掻《か》いたから傷ができたのね。なんで救急車が呼ばれたの？」

「それが、胸の傷からペースメーカーの電池部分が見えていまして……」

「だから！　それを最初に言えって！」


ペースメーカーなど体の中に入れられた人工物は、体外に露出すると細菌などに感染してしまうので治療しなければなりません。ですからこの場合は、「○○救急隊ですが、そちらでペースメーカーを入れている患者さんが、胸の傷から電池部分が露出しています」これだけで、事態が伝わります。

情報が集まったら、集まった順番で伝えるのではなく、どの情報が重要であるか、何から伝えればよいか、よく考えましょう。

三　また聞きを伝える

学校など集団のレクリエーションとして伝言ゲームがありますよね。お題として出された文章をグループで伝えていくと、最後には最初の面影がまるでない文章になっていくゲームです。人が間に多く入れば入るほど、伝わる情報は不確かとなっていきます。ゲームなら笑えますが、医療現場など重要な情報を伝える時には笑い事では済みません。たくさんの人が間に入らなくとも、代理で情報を伝える、いわゆる「また聞き」の情報伝達も避けるべきです。

次のような搬送依頼の電話を時々受けます。

「患者さんをお願いしたいのですが。若い女性で、えーっと、年齢は平成○○年だから……（年齢票を今見ている）、あ、24歳の腹痛の方なんですが。昼食後から痛いそうです」

「おなかのどこを？」

「えっ、どこ？」

　電話の向こうの会話が聞こえます。

（おーい、おなかのどの部分を痛がってる？）

（下腹部です）

「あ、下腹部だそうです」

「（下腹部の）右側？　左側？」

「えっ」

　また、電話の向こうで
（下腹部の右？　左？　どっち？）

（下腹部全体です）

「えーと、下腹部全体だそうです」

「強く痛がってるの？」

「そ、そうですね。顔色も悪くて……」

「バイタル（サイン）は？」

「えっ、ちょっとお待ちください（モニターを今見ている）。……心拍数は１４０で……、血圧は、えーっと……今測ってます」

（おい、血圧はいくつ？）

（……何度も測り直しになってて、機械でうまく測れないみたいで……、触診で60くらい）

「触診で血圧60くらいです（収縮期血圧、いわゆる上の血圧）」

「そりゃ、まずいね」

さらに電話の向こうで声がします。

（隊長！「妊娠しているかも」と言ってることを伝えました？）

（えっ、そうなの？）

「ちょっと！これじゃ埒《らち》が明かないよ！電話の向こうの隊員に代わって！」

「……すみません。今、代わります」

電話を替わった別の隊員が、

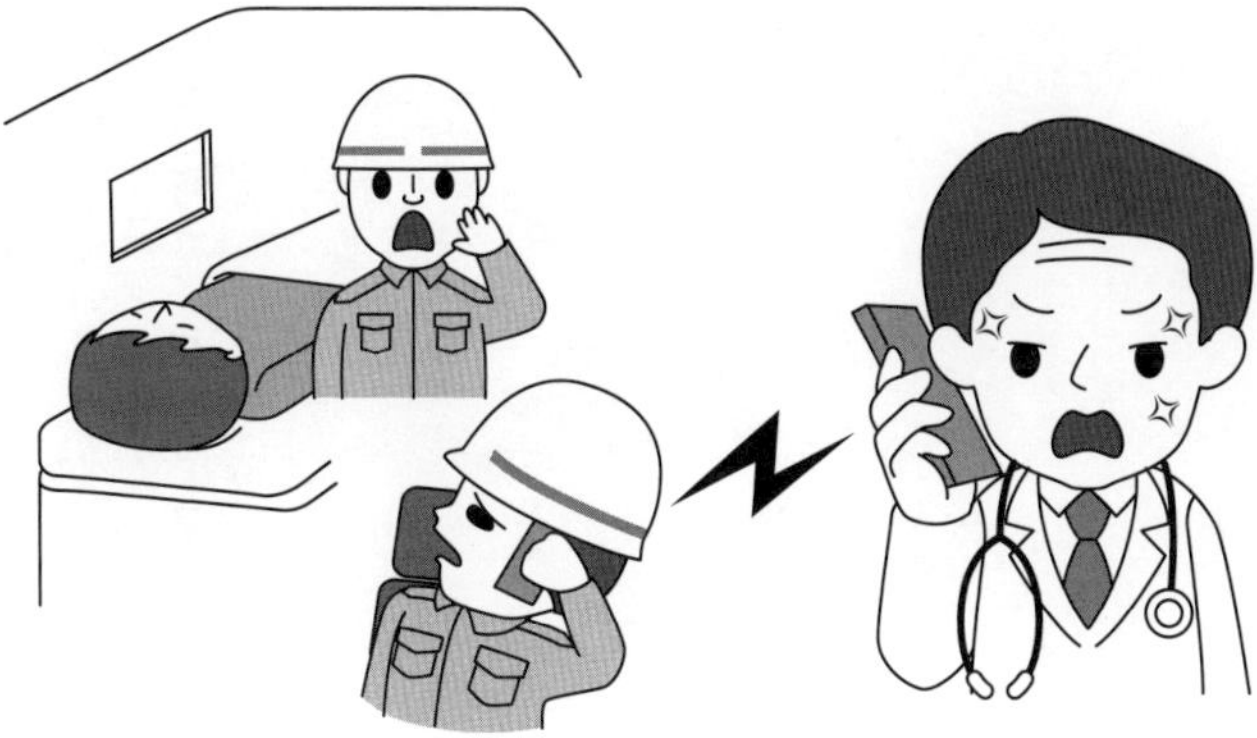

「24歳女性で下腹部痛です。腹部全体に若干張りがありショック状態です。2カ月前から生理がなく妊娠している可能性があるそうです」
「わかった、すぐ運んで！」

ろくに伝える準備もしていないし、自分はよくわかってないけど取り敢《あ》えず電話してみた、という感じです。

情報を集めていない、共有していない、まとめていない人が伝えると、正確性に欠くだけでなく重要な情報も伝わらず、質問に答えられないなど、不利益ばかりで良いことは一つもありません。時間も浪費し、聞き手には不快感を与えます。

緊急事態で情報を共有する時間がないこともある

でしょうから、搬送依頼の電話をするのは隊長の役目などと決めつけないで、一番情報を把握している人がするべきです。緊急でなければ、しっかりと情報を共有してから伝えるようにしましょう。

四　慌てる

119通報で救急車が出動するほとんどが、軽症患者の要請です。通報者本人が入院一式の荷物を持って家から出てきて手を振っていたり、スキップして楽しげに救急車に乗る発熱のみの子供など。「なんで、こんなことで呼ぶの？」という出動が残念ながら非常に多いのが現実です。

しかし、時として重症や緊急性の高い傷病者に必ず遭遇します。そのような時こそ、プロフェッショナルとして仕事をすることが大事です。

「息子からの通報、父親が血を吐いた」

指令書に示された住宅に到着しました。

「助けてください！」

高校生くらいの息子さんが玄関に飛び出してきました。

「お父さんはどこ？」

「奥の洗面所です」

指さす方に行ってみると、

うわっ！　視界に入った瞬間、3人同時に一歩引きました。洗面所の床に下着姿でやせ細った男性が倒れているのですが、床や洗面台、後ろの戸棚まで一面血だらけ。鏡の上の方にまで血が飛び散っています。血の海の中で、真っ赤になり倒れています。靴下のままでは近づけない、足にシューズカバーを付けます。

「わ、わかりますか？」

「うぅ」

どうやらまだ息はあるようです。急がないと！

「急いで車内に収容しよう！」

布担架に乗せて救急車へ運んでいきます。血で足元や手元が滑りそうです。

「今日、これ！　どうしたの？」

動揺している息子に聞きます。

「フラフラと布団から起きてきて洗面所に行くのを見ました。そうしたら、激しく咳き込む音が何度も聞こえたので見に行ったら、血だらけで倒れてて……」

「何か病気があるの？」

「何も。最近、どんどん痩《や》せて、食事もほとんど食べないし、布団に入ってあまり起きて来ない」

「病院には行ってないの？」

「何度も言ったんだけど、医者が嫌いで病院には行かなくて」


3人で何とか救急車に収容しました。

「旦那さん！　わかりますか？」

「うぅ」

うなり声は上げますが、言葉は出ません。ゲボッ！　大量に血を吐き、救急車の床も血で染まります。

「うわーっ！　とにかく救命センターに！」

慌てて隊長が電話をかけます。

「先生！　××救急隊ですが、大量出血の意識障害です！　血だらけです！」

「えっ、何？」

「自宅洗面所で倒れているのをご家族が発見しまして、血だらけなんです！」

「血だらけ、血だらけって。自分で刺したの？　どこからの出血？」

「いえ！　口から大量に出てて！」

「あぁ、吐血ね」

「いえ、咳もしてて……」

「……。とにかく、大量の吐血か喀血でショック状態なのね。バイタル（バイタルサイン）は？」

「え？　バイタル？　これから測ります！」

「はぁ？　脈は触れるの？」

「え？　血だらけで……、橈《とう》骨動脈は……触知できません！」

「ＣＰＡ（心肺停止）じゃないの？」

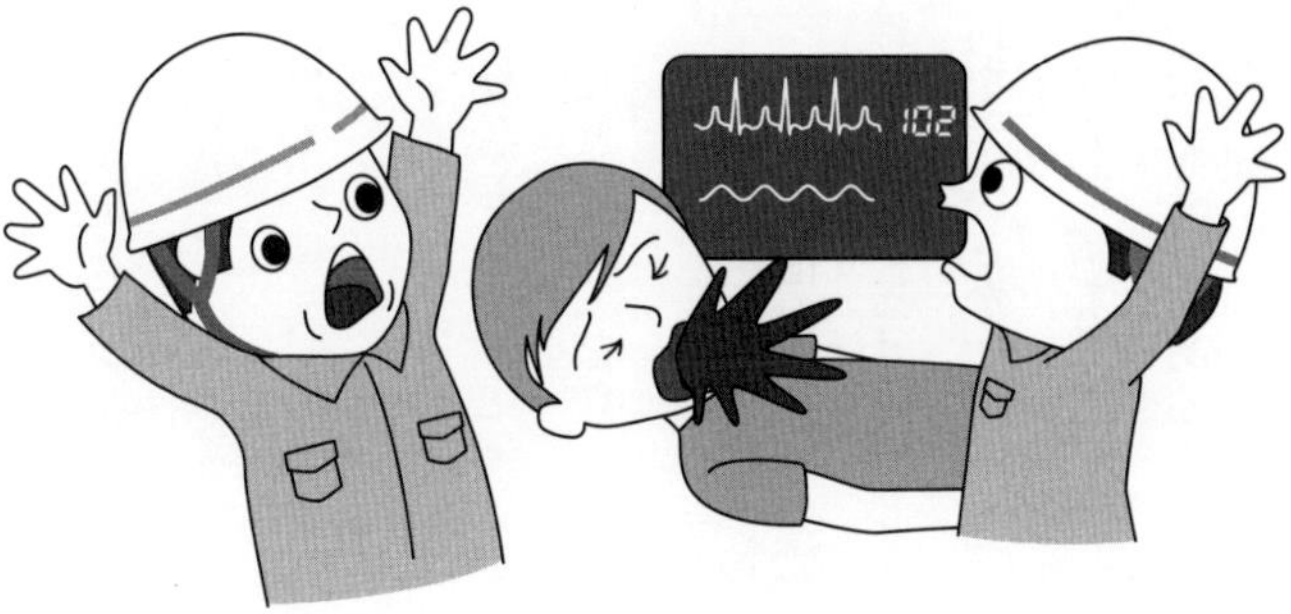

「いえ、唸《うな》ってます」

「そもそも年齢と性別は？　子供なの大人なの？　男？女？」

「えっ、ちょっとお待ちください」（お父さん、歳はいくつなの？）

「56歳の男性です」

「既往（既往歴、持病）は？」

「ないそうです」

「ない？　それで、今どこまで（処置を）やったの？」

「車内収容して、大出血したので、とりあえず連絡しました！」

「バカ野郎！　出血してショックなんだろ！　酸素投与して、救命士（救急救命士）がいるなら静脈路確保して輸液しろ！」

「はい！　はい！　すみません！」

「やるべきことをやって、早く走り出せ！　どうせ人定（氏名、生年月日）もまだ聞いてないだろ。バイタルサインと合わせて人定を第二報で報告しろ！」

「はい！　すみません！　すぐ行きます！」


救命センターに到着した後、××救急隊は不機嫌な医者から隊長だけでなく全員コッテリとお説教を食らったのは言うまでもありません。


重篤な患者を担当した時、凄惨な現場に出くわした時など「慌てるな」というのが無理かもしれません。しかし、そのような場面こそ1回深呼吸して、「さて、救急隊として何をすべきか」を考えて行動しましょう。情報伝達もその大事な一つです。

また、慌てると早口になる人がいます。今まで、発表や報告などでそのような注意を受けたことがある人は、特に話すスピードやテンポにも気を遣いましょう。慌てていても、慌てずに。

五　事実と見解を交ぜる

「××救急隊です。いつもお世話になってます。脳卒中による意識障害の患者さんをお願いしたいのですが」

ある脳神経外科病院に救急隊が搬送依頼をしてきました。外来看護師が電話に出ました。

「68歳の男性。昨夜より、呂律《ろれつ》が回らず手足をバタバタさせていたようで様子がおかしいのですが、そのまま就寝したそうです。本日朝、奥さんが起こしに行くと意識がないため救急要請がありました。我々が着いた時点で、意識レベル300（痛み刺激をしても反応がない）です」

「バイタルサインを教えてください」

「はい。体温37度、呼吸20（回/分）、サチュレーション（酸素飽和度）95%、脈拍110（回/分）で不整があり、血圧75の55(mmHg)です」

「血圧、低いですね」

「そうですね……。ただ、普段の血圧は測っていないのでわかりません」

「脳卒中を疑うのは?」

「重度の意識障害、先行する呂律《ろれつ》障害と脈拍の不整があり、間違いないと思いました」

「(四肢)麻痺はありませんか?」

「意識レベル300なので動きが無くわかりません」

「何か持病はありますか?」

「それが、医者嫌いでどこにも受診していません。薬も飲んでいません。退職するまでの職場健診では、肝臓の数値が悪く、お酒をやめるように言われていたようです」

「お酒はやめたのですか?」

「ずっと、飲み続けているようです」

「うーん……。ちょっと待っててください」

看護師は腑《ふ》に落ちず、医師へ相談に行ったようです。しばらくして、

「脳卒中なんですよね？」

「と、思います」

「わかりました。名前と生年月日を教えてください。どれくらいで来られますか？」

「ありがとうございます！　15分で到着できます」


病院に到着して、脳外科医が診察します。

「こんにちは、わかりますか？」

患者さんの反応はありません。痛み刺激もします。

「…確かに（意識）レベルは300だけど……。瞳孔は？……あれ、目（白目）が黄色いな。……そういえば、体全体も黄色いぞ。全身冷たいし……」

と、間もなくグホッ！　ゲボッ！　大量に吐血し、さらに血圧が下がりました。

「うわっ！　点滴、輸血急いで！　応援呼んで！」


救急外来が騒然となり、先生たちも看護師さんたちも必死で処置をします。

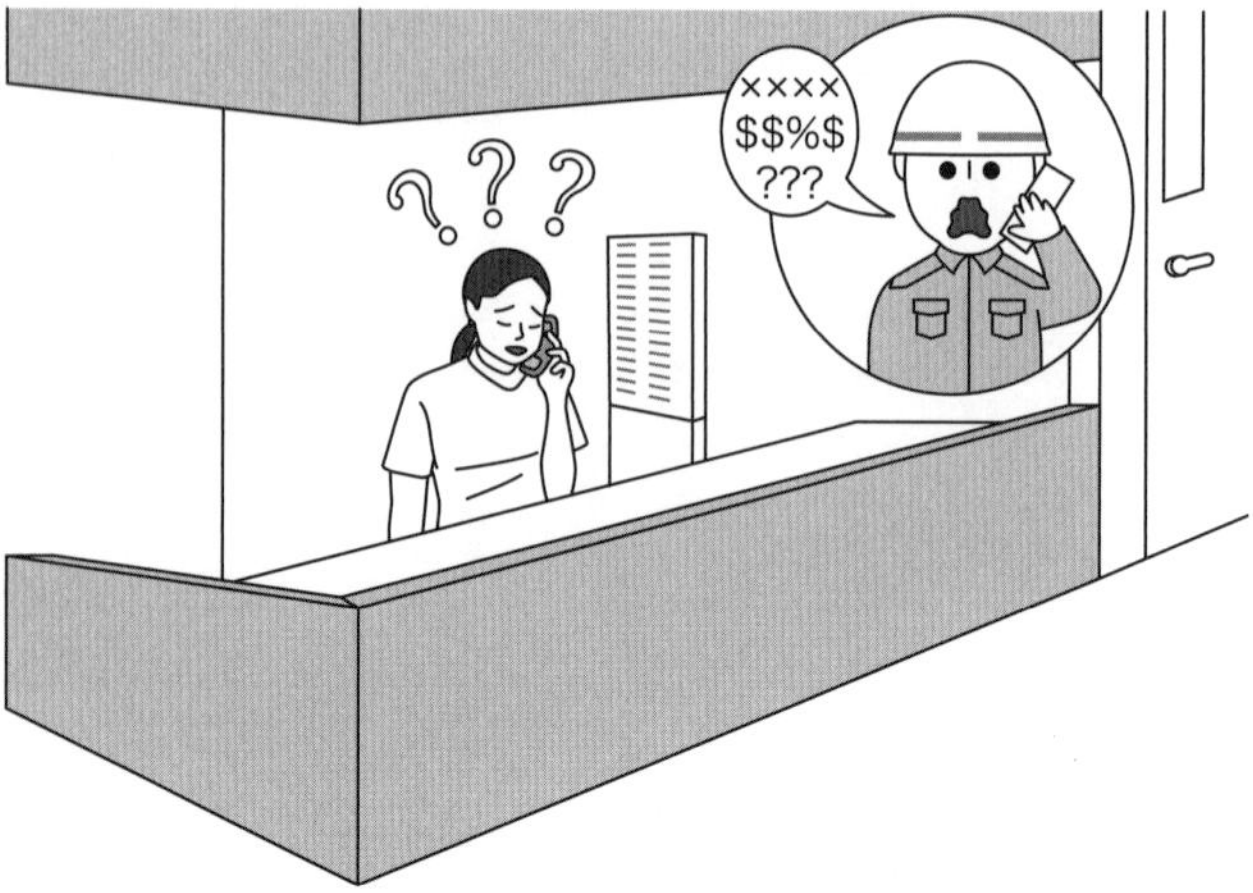

結局、脳卒中ではなく、アルコールの多飲による肝硬変で、肝硬変の合併症である食道静脈瘤が破裂し吐血していて血圧が降下、意識状態が悪いのは肝臓の機能悪化（肝性脳症）と血圧低下によるものでした。

消化管内視鏡による止血が必要で、脳神経外科病院では対応ができないため、輸血しながら近くの救命救急センターに転送となりました。

当然、慌てて処置に立ち会った病院スタッフ全員の怒りやイライラの矛先は、すべて救急隊に向けられました。針の筵《むしろ》とはこのことです。

この救急隊の失敗は、観察結果や聴取した情報からの「事実」と、自分独自の「見解」（考え）を交ぜて伝えていることです。

事実としては、

①重度の意識障害がある（意識レベル：ＪＣＳ３００）
②バイタルサイン（血圧、脈拍、呼吸数、酸素飽和度、体温）
③脈に不整がある
④前日夜に呂律《ろれつ》が回っていなかった
⑤前日夜に手足をバタバタしていた
⑥医者にかかっていない
⑦昔の健診で肝臓が悪く、飲酒をやめるように指示があった
⑧飲酒をやめていない

これに対して、前述の事実の④→①→③から「脳卒中に間違いない！」と思い込み、自分の見解を伝えています。確かに、前駆症状があり意識状態が悪くなったこと、ある

種の不整脈（心房細動など）は脳梗塞の原因となることもあり、脳卒中の可能性もありますが、この段階では憶測であり事実ではありません。さらに、脳卒中そのもので血圧が下がることはありませんが、実際には血圧は低く、手足をバタバタしていたこと、と見解に合わない事実を無視しています。

救急隊が集めた情報から自分たちで考えることは重要です。考えないより数百倍良いと思います。しかし、不確定な結論を出す前に、まずは事実と見解を明確に分けましょう。

伝える時は事実中心に伝え、見解は交ぜることなく「かもしれない」ニュアンスを醸し出して伝えるようにしましょう。時には、伝えた見解が独り歩きして事実を歪曲させ、全員がまったく誤った方向に突き進むこともある「危険なもの」と認識しておいてください。大災害時に湧いたデマから最悪では尊い人命が失われる、そのような歴史が繰り返されていることからも想像に難くないと思います。

第Ⅲ章　伝えるときのお約束

伝える相手に合わせる

私が救急医を始めた頃の失敗談です。

夜間に救急車で来院した患者さんを診察し、軽度の心不全であると診断しました。初期治療で症状も改善してきましたが、入院が必要でした。ご家族に話を伺うと、もともと近くの他の病院で治療を受けている患者さんだったので、その病院に入院を依頼するため電話しました。夜間に病院へ電話をかけると、守衛さんや事務員が電話に出ることが多いです。

「はい、〇〇病院です」

「私、船橋市立医療センターの救急の水嶋と申しますが、そちらにおかかりの患者さんの入院をお願いしたいのですが。①」

「担当につなぎます」

……♪（なぜか『潮騒のメロディー』が流れることが多い）

「はい」

「（①の後で）92歳の女性で、息苦しさを主訴に搬送されました。来院時の酸素飽和度が86%でしたが、酸素8リットル投与で97%に上昇しました。胸部レントゲン、心臓超音波検査から僧帽弁閉鎖不全症による心不全と診断しました。利尿薬を投与し効果があり、さらに酸素2リットルで酸素飽和度96%と改善しています。もともと、そちらでおかかりの患者さんですのでお願いできませんでしょうか。②」

「私、事務当直なので、看護師につなぎます。ちなみにお名前と生年月日をお願いします」

「〇〇××さんで、生年月日は……」

「わかりました。少々お待ちください」

……♪

「はい、外来看護師です」

「①＋②」

話している間はまったく反応がなく
「ちなみに、患者さんのお名前は?」

「○○××さんです」

「今夜の当直医は外科ですが、先生につなぎますね」

……♪

「はい、当直ですが」

「先生、いつも大変お世話になっております。①+②。輸液を絞ればこのまま朝までは安定していると思われますので、いかがでしょうか」

「わかりました。空床を確認後に折り返しお電話いたします」


一連のやり取りが終わってから気づいたのですが無駄が多く、疲れました。皆さんも同じような経験がありますよね。情報を細かく伝える必要があるのは、最後の当直医だけです。事務当直や看護師は不要な情報は聞き流すだけです。それぞれ相手の立場を確認し、その相手の必要な情報を絞って伝えていきます。

この場合でやり直すと、

「はい、○○病院です」

「私、船橋市立医療センターの救急の水嶋と申しますが、患者さんの入院をお願いしたいのですが」

「はい、担当につなぎます」

……♪

「はい」

「大変失礼ですが、当直の先生でしょうか?」

「いえ、事務当直です。とりあえずご用件をお伺いします」

「私、……と申します。そちらにおかかりの92歳の女性、○○××さんの入院のお願いでお電話しました」

「看護師につなぎます。お待ちください」

……♪

「はい、外来看護師です」

「いつもお世話になっております。私、……と申します。92歳の女性、心不全で利尿薬にも反応し酸素2リットルで酸素飽和度96％まで改善しています。そちらにおかかりの○○××さんという方で、入院をお願いできませんでしょうか？」

「今夜の当直は外科ですが、先生につなぎますね」

……♪

「はい、当直です」

「私、……と申します。いつも大変お世話になっております。夜分に大変申し訳ありませんが入院のお願いです。92歳の女性で、息苦しさを主訴に搬送されました。来院時の酸素飽和度が86％でしたが、酸素8リットル投与で97％に上昇しました。胸部レントゲン、心臓超音波検査から僧帽弁閉鎖不全症による心不全と診断しました。利尿薬を投与し効果があり、さらに酸素2リットルで酸素飽和度96％と改善しています。輸液を絞ればこのまま朝までは安定していると思われます。もともと、そちらでおかかりの患者さんですのでお願いできませんか」

「わかりました。空床を確認後に折り返しお電話いたします」

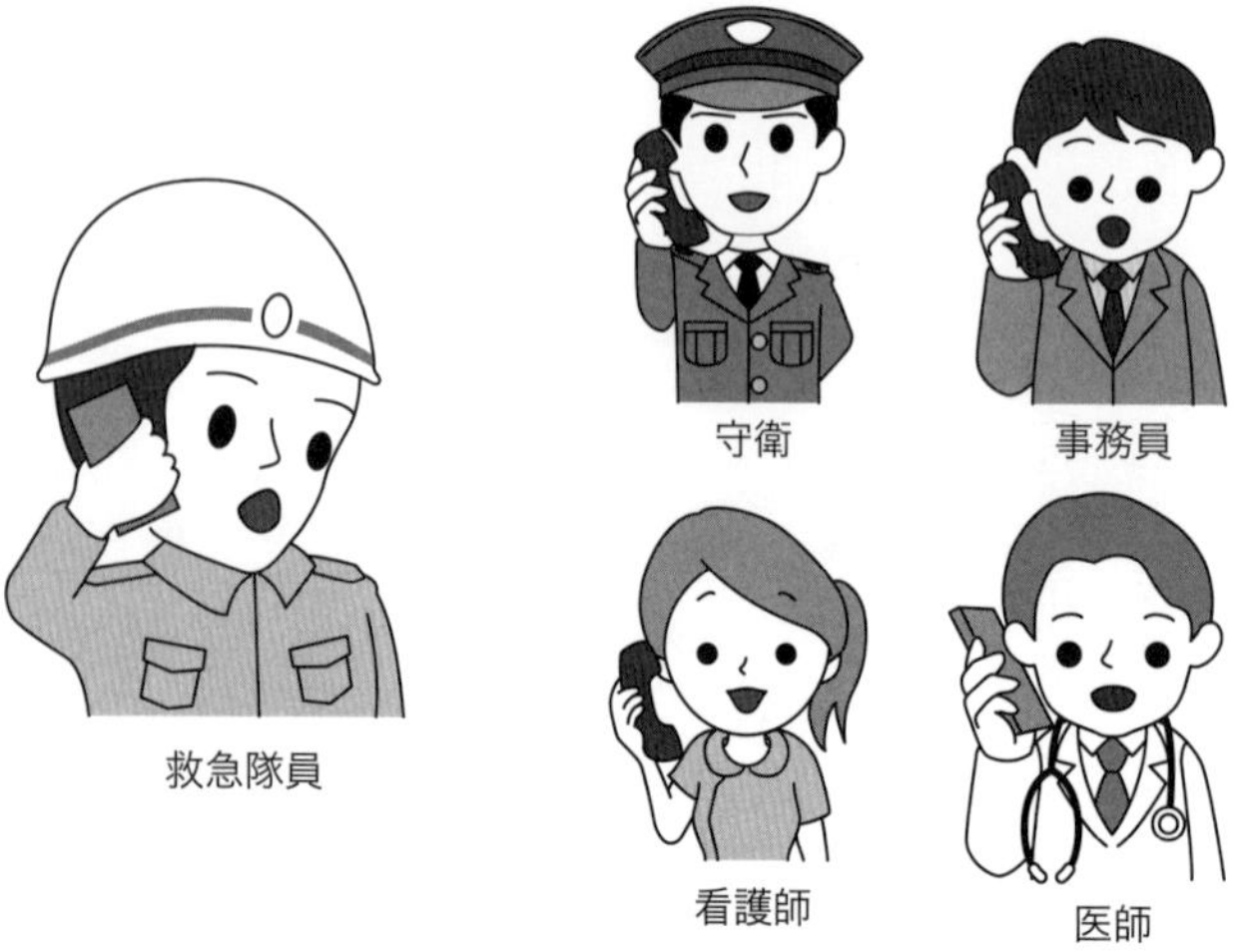

この電話では、4人の相手が出てきます。電話交換手（守衛）、事務当直、看護師、当直医師（外科医）です。それぞれに必要な情報を以下に示します。

電話交換手：相手の素性、用件（入院依頼）

事務当直：入院依頼、個人情報

看護師：簡単な病状（軽症である事実）、個人情報

当直医：詳細な病状（軽症である事実と根拠）

どの立場の人も、それぞれ微妙に知りたい情報が違うのがわかりますか。電話の交換手は、相手が何者で不審なところがないか確認し、次に繋《つな》ぐためにごく簡単な用件

のみが知りたいことです。事務当直は、病状に関する情報は自分に関係がなく、かかりつけ患者の入院依頼であることと、事務手続きに必要な個人情報のみにしか興味はありません。看護師は、診断と簡単な病状を受け取り、救命救急センターからの依頼でも軽症であり自分たちでも看護できる状態であることを確認し、さらに自分の知っている患者なのか個人情報を知りたいのです。場合によりこの段階で、知っている患者で普段の素行が悪く断られてしまうこともあります。実際に患者さんのお世話をするのは看護師さんなので、それは仕方ありません。当直医師は、むしろ患者の個人情報に興味はありません。詳細な病状と経過と検査所見から軽症であるとした事実と根拠を示し、専門外である内科の患者でも朝の引き継ぎまでは担当できる情報を提供すれば動いてくれます。

このように、伝える時は相手に合わせた、相手が得たい情報を伝えるようにしましょう。相手がわからない時は、相手の立場を確認することも必要です。

ただし、手間であっても相手全員に最初に自分は誰であるのか挨拶することは欠かさないでください。後半のやり取りでも、誰に対しても必ず最初に自分を名乗っているのがわかりますか。引き継ぐ人が、その情報を伝えているかわかりませんし、伝えていても聞き流されていることが多いです。普段よほど知っている関係なら別ですが、いきなり用件から切り出されると「この人、何奴？」と印象が悪くなり、目的を達成するハードルが上がってしまいます。

二　正しい知識で！

ときどき、余分な医学用語を交ぜて電話してくる救急隊員がいます。そして大抵、その余分な用語の定義や使い方が間違っています。

ある日の夕方、日もすっかり暮れた時間の電話です。

「もしもし、〇〇病院でしょうか。いつもお世話になっております。××救急隊です。外傷（けが）の患者さんを1人、お願いしたいのですが」

「〇〇病院、事務当直です。外科当直の医師につなぎます」

……。

「もしもし、外科当直です」

「先生、いつもお世話になっております。××救急隊です。35歳の男性で、右第二指と第三指の開放骨折です」

「ほぉ」

「工事現場のセメントを混ぜる機械の整備中に、機械が動き出し巻き込まれました」

「じゃ、人が入るくらいの大きな機械なんだ」

「いえ、そんなに大きくありません」

「それじゃ、機械の上に乗って作業して落ちた、ってとこかね」

「?、いいえ。普通に地面から機械の整備をしていました」

「ふーん、あっそ。第二指と三指って、第一指とかほかの指は無事なの?」

「はい、第二指と第三指だけです」

「そう。なんか変わった巻き込まれ方だね」

「そ、そうですか?」

「出血は大丈夫?」

「現在、ガーゼで圧迫して止血はできています」

「了解。ちょっと待ってね。手術室と麻酔科の先生が対応できるか、確認するから」

「はい、お願いします」

……。

「あ、もしもし。ちょうど帰ろうとしていた麻酔科の先生が残ってくれるってさ」

「あ、ありがとうございます」

「朝からの長い手術がやっと終わって、麻酔の先生、へとへとだよ」

「も、申し訳ありません」

「バイタル（バイタルサイン）、教えて」

「はい、意識清明で歩行可能」

「ちょっと！　歩かせてるの？」

「はい？　え、……歩いて救急車に乗ってもらいました。ま、まずいですかね？」

「そりゃ、痛いだろう。あんた、鬼だね」

「……そうですか。確かに痛がってます。……すみません」

……。

そんなこんなで、患者さんが運ばれてきました。先生に鬼とまで言われたので、ストレッチャーに患者さんを丁重に乗せて処置室に入ってきました。患者さんは、ストレッチャーの上で座り、腕を包帯でぐるぐる巻きにされて三角巾で腕を吊っています。

当直の外科医はこれを見て、

「あれ？　手なの？」

「はい、手の第二指と第三指です」

「何！　これなら、麻酔科じゃなくても局所麻酔で処置できるよ」

急いで、麻酔科の先生に電話をかけます。

「もしもし、先生。患者が来たんですが、手の指の骨折で、私がブロック（局所麻酔）でやります。お疲れのところ、たいへん、たいへん申し訳ありません！」

電話の向こうの麻酔科の先生に深々と頭を下げています。電話を切るや否や、キッと救急隊に振り返り、

「あのね‼　手の指は数字で数えないの！」

鬼の形相です。

「す！　すみません‼」

指を「第一」「第二」と数字で数えるのは足だけで、手の指は医学的に正しくは、

親指―母指「ぼし」
人差し指―示指「じし」
中指―中指「ちゅうし」
薬指―環指「かんし」
小指―小指「しょうし」

と言います。

専門用語を使うと、玄人《くろうと》感が出るように錯覚します。正しく使うのであればいいのですが、間違っていると混乱を招きます。本当のプロフェッショナルは、相手に伝わるように

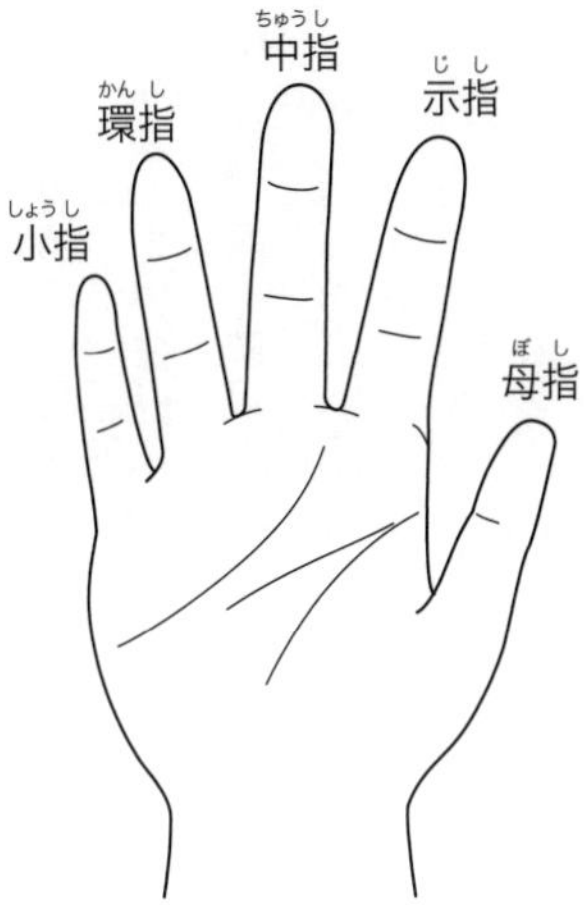

わかりやすい言葉を敢《あ》えて選ぶこともあります。私は手の指の場合、電話では発音的に伝わりにくいので、「人差し指」「薬指」と一般の言い方で確認をしています。専門用語を使うより正確に伝わる方が大事です。

医療業界にはさまざまな略語があります。この略語も、正式な言葉や正確な意味を把握して使うようにしましょう。普段から使っている略語、カッコイイからと、よくわからず使っていませんか？ ぜひ、確認してください。曖昧な解釈だと、いざという時に話す側、聞く側双方では き違えて正しく伝わらないかもしれません。

三　内容をできる限り理解する

「6歳の子供に説明できなければ、理解したとは言えない」

ノーベル賞を受賞した20世紀の物理学者アインシュタインの言葉です。簡潔にわかりやすく説明するためには、話し手が十分理解していなければならない、との教えです。

救急隊員に医者と対等な深い知識を求める、というのは無理がありますが、伝わるように説明するためには、難しくともその内容をできる限り理解する努力を怠らないことが大事だと思います。

理解することを最初から放棄してしまうと、第Ⅱ章の「これじゃ伝わらないＮＧ集」で示したように、集めた情報を集まった順番で全部伝えるようになり、結果として伝わらないことになります。情報を理解して伝えることで、わかりやすい例えや言い換えが思い浮かび相手の理解が深まり、話し手の意図が伝わることに繋《つな》がります。

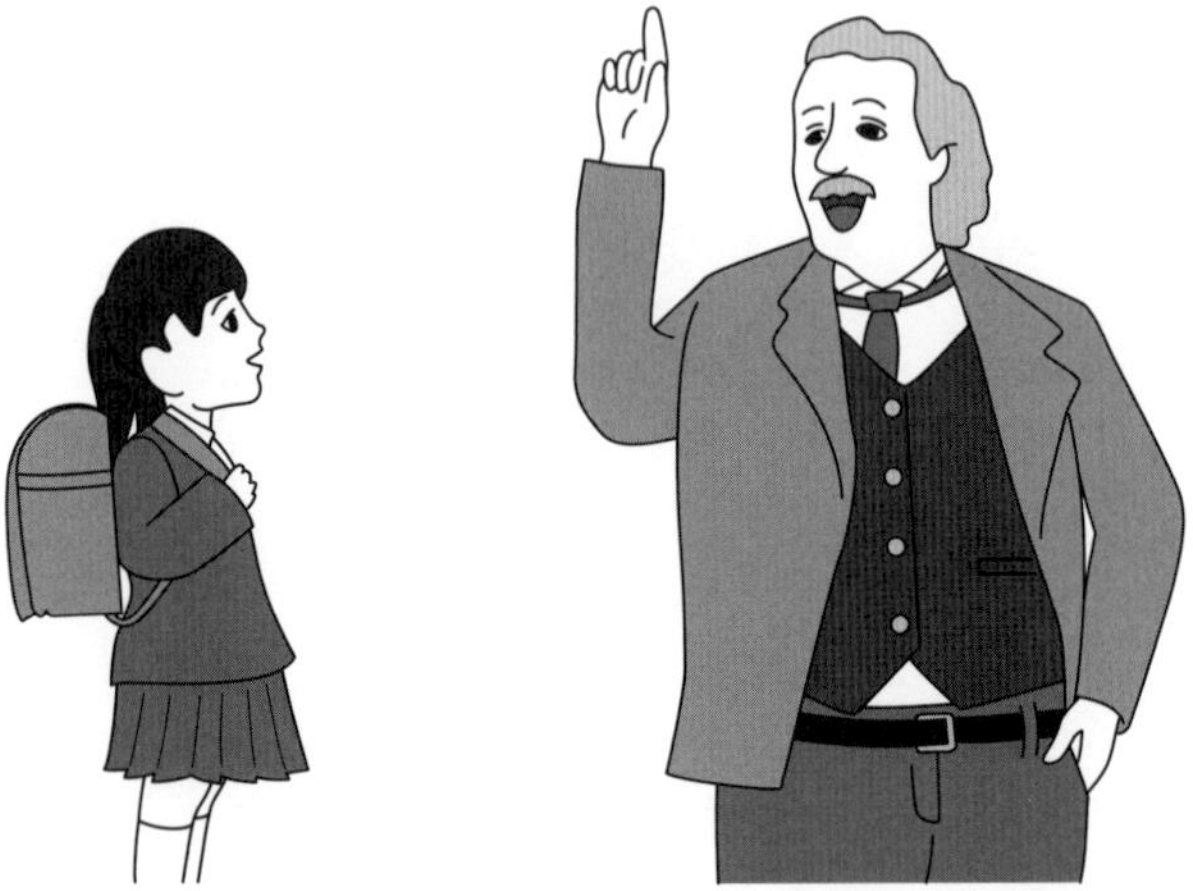

突然ですが、皆さんは「投資信託」という金融商品をご存じですか。投資信託とは、私が昔読んだユーキャンのファイナンシャルプランナー講座のテキスト[*1]には、「不特定多数の投資家から集められた資金を一つの大きな資金にまとめ、専門家（投信委託会社）が管理・運用し、有価証券を対象とした分散投資によって得られた収益を投資家に分配・還元するもの」と定義されています。

ファンドマネージャーという職種の人が、値動きする国内外の株式、債券、不動産などの金融商品からテーマ（国内株式、国内外のＩＴ関連企業の株式、外国債券など）に合わせて利益の出そうな金融商品を選び、組み入れて運用を計画し商品化します（ファンド）。

その商品に賛同した人が資金を提供します（投資信託商品を買う）。出資（購入）の方法は、一度にまとめて買っても、毎月少額分を買って積み立てても構いません。一人ひとりの資金は少額でも集まれば巨額となります。巨額となった資金を元手に、ファンドマネージャーが計画に合わせて運用し、利益を出していきます。

利益が出たら、出資分に合わせて提供した人に分配します（運用益）。また、その商品自体の価格（基準価額）も値動きがあり、運用が成功して利益が出ていると、人気があるのでその商品の価格も上がります。ですから、購入した時よりも価格が上がっていれば、その商品を売却することでも利益が得られます（売却益）。

逆に運用が失敗していると、利益の分配が無いだけでなく、売却した時に商品の価格が下がっていれば売却損が出てしまいます。

一方、投資信託商品を購入したら売却するまで毎年、出資額の一定比率をファンドマネージャーに支払わなければなりません（信託報酬、年0・5～2％程度）。その比率は計画時に決められていて、運用の成功失敗に関係なく毎年支払います。比率は投資信託商品のテーマ（運用方法）が簡単か複雑かで変わります。さらに、購入や売却に手数料がかかる場合もあります。ですから、購入者の元本保証はありません（出資額が戻るとは限らない）。

運用が成功し利益（運用益、売却益）が得られたとしても、その利益には税金がかかり、利益から差し引かれます（約20％）。しかし、事前に登録して一定の条件を満たせば、この利益の課税が免除されます（少額投資非課税制度：ＮＩＳＡ）。

投資信託は日単位（デイトレードなど）、月単位の短期の売買には不向きです。数年以上の長期で保有することで、基準価額の変動、各種手数料や信託報酬など保有コストを時間で分散できるので収益が安定していきます。

どうです、わかりました？　あれ、これ何の本だっけ？

投資信託とは何か。私なりに説明すると、「投資のプロが、世界中の金融商品の中から儲《もう》かりそうなレシピを考えて商品として売り出す。まとまった資金がなくとも、毎月少額ずつ買って積み立てていくこともできる。買った商品は売るまでに、プロの運用がうまくいけば儲《もう》かる。逆に運用が失敗すると損が出ることもある。運用しているプロに毎年手間賃を払う必要などから、運用が失敗すると元手が戻らないこともある。うまく儲《もう》かっても儲《もう》けには税金がかかるが、手続きして条件に合えばＮＩＳＡで非課税となる。数年以上の長期で保有する方が、安定した収益が望める」でしょうか。

６歳児には資産運用の必要性から教えないとならないので、さすがにこの話だけでは理解できないと思います。しかし、これからご家庭の資産運用を考えていてお悩みの方には参考になったのでは。

仕事だけでなく、日常の生活におけるどのような事柄でも、情報を得てできる限り理解しようと努力する。現代人が生きていくために必要なスキルではないでしょうか。原始人に戻ってはいけませんよ。

引用文献
＊1　ファイナンシャルプランナー講座2．金融資産運用．ユーキャン．二〇〇四

四　都合の悪い情報を隠さない

救急隊の仕事は、傷病者を医療機関に搬送することで活動の区切りがつきます。運び終わらないと消防署に戻れませんし、次の出動にも対応できません。その中で、「運ぶ医療機関が決まらない」と、苦労された経験がありますよね。救急隊員なら誰しも必ず直面する問題だと思います。

複数の医療機関に依頼しても受け入れが決まらない状況が「たらい回し」という言葉で表現され、たびたび社会問題になっています。以前、テレビのニュース番組で救急隊の活動を取り上げている時に「12たらい回し」と、たらい回しという言葉が「単位」になっているのを見て、嫌な気持ちになりました。

この「たらい回し」が起こってしまうのは、さまざまな要因があります。本書の冒頭でも述べましたが、患者さんを常に１００パーセント受け入れられる救急病院は存在しません。入院が必要でも満床であったり、緊急手術が必要でも同じ傷病で手術中であったり、専門診療科が不在であるなどの理由から受け入れができないことがあります。「救急医療の最後の砦《とりで》」と言われる救命救急センターでも起こり得る事情であり、近隣地域の救命救急センター同士で補完しています。

また、患者さん側の原因でたらい回しが起こる場合があります。専門性の高い特殊な病気であったり、最近多いのが認知症で看護の目が届かない部屋しか空きが無いなど、病状による要素がまず挙げられます。次に、保険料が未納なため保険証がない、以前の受診時から未払いで催促しても応じないなど、金銭的な理由もあります。病院も経営破綻し潰《つぶ》れてしまうことがあり、慈善事業ではありません。他にも、医療側と患者さん側との人間関係のトラブルから受け入れが敬遠されることもあります。医療スタッフに暴言や暴力を繰り返す、ご家族の医療への要望が高過ぎて応じられないなど、行く先々の医療機関で問題を起こしている患者さんたちもいます。

ある夜、救急病院の電話が鳴りました。

「はい、○○総合病院、救急外来看護師です」

「△△市の××救急隊です。お疲れさまです。夜分すみません。1人、患者さんをお願いしたいのですが」

「△△市、ずいぶん遠いね」

「はぁ。なかなか（搬送先が）決まらなくて。15件目です」

「厄介な患者？」

「79歳の男性で発熱と意識障害があり、救急要請です。この男性、施設入所者で昨夜から発熱がありました。本日、日中に施設の訪問医が解熱剤と抗生物質を処方しているのですが、夜間になり意識が悪くなり、施設職員から通報がありました」

「ふーん、放っておかれてこの時間になって悪くなった感じだねぇ。バイタル（バイタルサイン）は？」

「はい。意識レベル10（呼びかけると目を開ける、傾眠状態）、血圧88の64（mmHg）、脈拍108（回/分）、呼吸28（回/分）、SpO_2（酸素飽和度）は酸素マスク10リットル（L/分）で92%、体温39・2度です」

「確かに悪そうね。なぜ施設に入っているの？」

「認知症だそうです。要介護は4」

「既往（既往歴、持病）は？」

「高血圧症と糖尿病くらい……です」

「入院歴は？」

「えーっと……、胆石の手術と心不全などで入院したことがあるようです」

「家族は？」

「息子さんが県外にお住まいで、先ほどから施設で連絡しているのですが、電話に出ないそうです」

「認知症で家族とも連絡取れず……。それでいろいろ断られてるのねぇ」

「はぁ……。そんなとこです」

「……一応、重症ベッドに空きがあるから、先生に聞いてみます」

「あ、ありがとうございます！」


しばらく経って、施設から患者さんが運ばれてきました。当直医と電話を受けた看護師が対応します。

「こりゃ話で聞いた以上に悪そうだね。とりあえず点滴とって採血を」

看護師が点滴（静脈路確保）のために患者さんの腕をまくって血管を探そうとしたら、

「あれ？　先生！　これ！」

患者さんの腕の血管が腫れて脈を打っています。血管の周囲のところどころに針を刺した後や手術の小さな傷痕があります。人工透析をする際の血管確保のために手術されていました。

「これシャント？　この人、透析患者なの？」

「はぁ、実は……腎不全で透析治療をしているそうです」

「はぁ？　うちは透析設備なんてないよ！　うちじゃ対応できないよ！　聞いてた？」

当直医は看護師の方を睨《にら》みますが、看護師は激しく首を横に振ります。

「どうして、そんな大事なことを言わなかった！」

「はぁ……。まったく搬送先が決まらなくて……、すみません」

「すみません、じゃすまないよ‼　治療できない患者を運んで来て！」

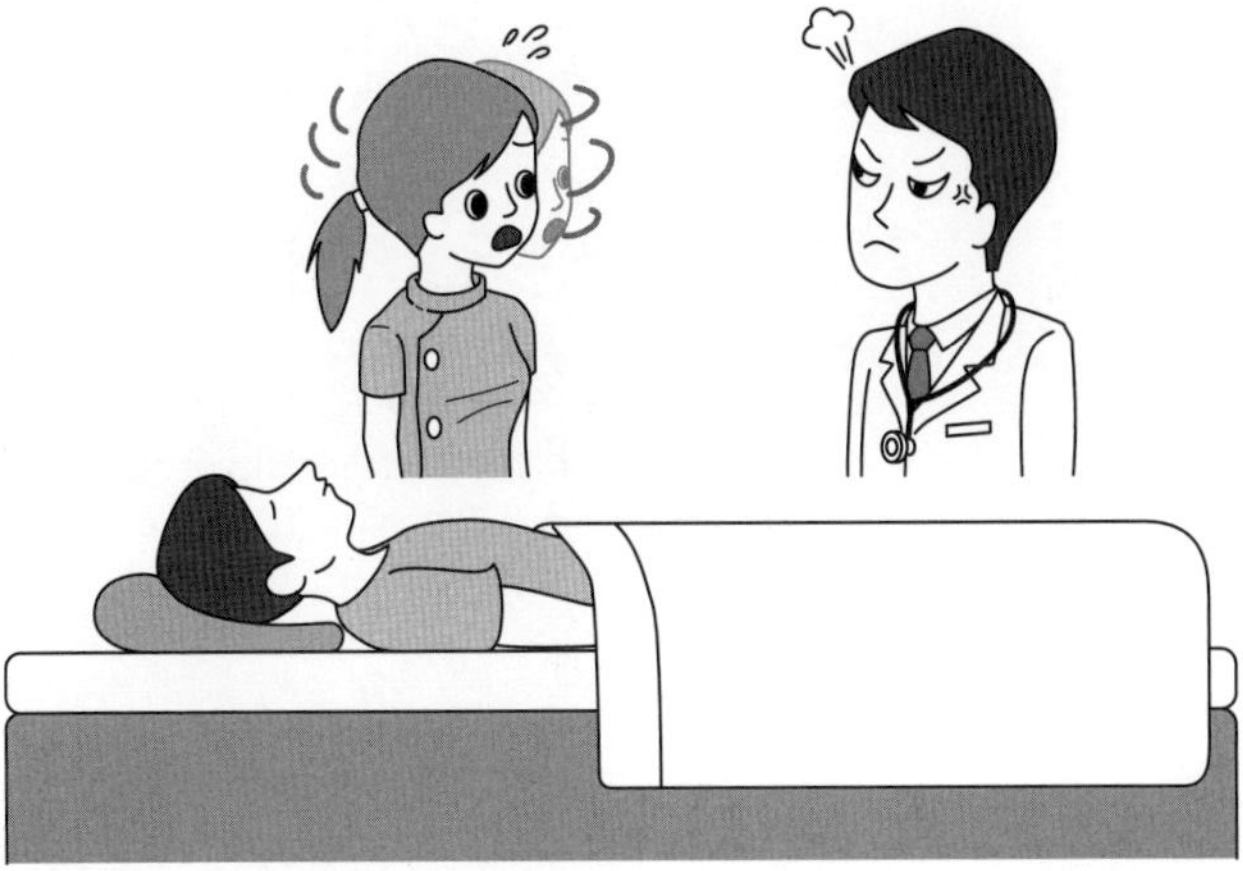

結局、受け入れた当直医が応急処置をしながら透析設備のある医療機関を苦労の末に探しだし、患者さんは転院していきました。翌朝、当直医はこの対応で一睡もできず怒りが収まらないまま、△△市の消防本部に抗議の電話をかけたようです。

救急隊は、搬送する医療機関を早く決めたいがゆえに、都合の悪い情報を隠してはいけません。隠すことで必ず診療に支障をきたしますし、救急隊と医療側との信頼関係も損なわれます。さらに、その患者さんだけでなく、その後運ぶすべての患者さんの不利益に繋《つな》がっていく可能性もあります。

五　聞き取りやすい話し方で

情報の内容を適切にまとめて簡潔に伝えていても、相手に伝わらないことがあります。その原因の一つとして「話し方」があります。

私もどちらかと言えば「話し下手」でありまして、日々悩んでいます。講義や講演で話をしている時、喋《しゃべ》っているうちに文の終わり方がわからなくなってしまい、語尾がごにょごにょ小さく尻つぼみになってしまう傾向があります。消防学校で講義を始めた頃、事後のアンケートで毎回数人の学生から「語尾が聞き取りにくい」というご指摘をいただきました。

人それぞれ話し方には少なからず癖があります。例えば、

- 声が小さい
- 声が上ずる

- 早口になる（最初から、だんだんと）
- 無用に咳払いをする
- 「えー」「えーっと」を多用する
- 語頭に「要は」「逆に言うと」「変な話」を多用する
- 語尾に「ね」を必ず加える

緊張していると、そのような癖が如実に現れてきます。

わかりやすく伝えることができる人には、話す内容が適切であるだけでなく「聞き取りやすい話し方」も兼ね備えている人が多いです。なぜなら伝え上手な人は、伝えたい！伝わらせたい！　強い気持ちから内容を考えるだけでなく、自分が発する話し方を自己分析して対策しているからです。聞き取りやすい話し方で、内容が伴えば相手の理解が得られ「わかりやすく」伝わるのです。

聞き取りやすい話し方とは、次の項目が挙げられます。

・適度な声の大きさ（小さくなく、決して大声でもなく）
・適度なスピード（速くない）
・必要な強調（特に大事な部分を明白に表現）
・聞き手が不快に感じる癖がない

では、どうすれば自分の話し方が聞き取りやすくなるのでしょうか。その上達方法の一つとして、自分が伝えようと話している時に録音して後で自分の話を聞き返してみることです。

私は幼い頃から録画やテープなどで自分の声を聞くのは、とても恥ずかしいと思っています。他人に聞こえている自分の声は普段自分自身に聞こえている声とちょっと違うし、そもそも良い声とはお世辞にも言えないし、あんなこと言っちゃってるし、あぁイヤイヤ。

でも同じように恥ずかしいと思っている人も是非、勇気を出して自分の声を聞き返してください。客観的に自分の話し方の、聞き取りやすい話し方の項目に合わない弱点を

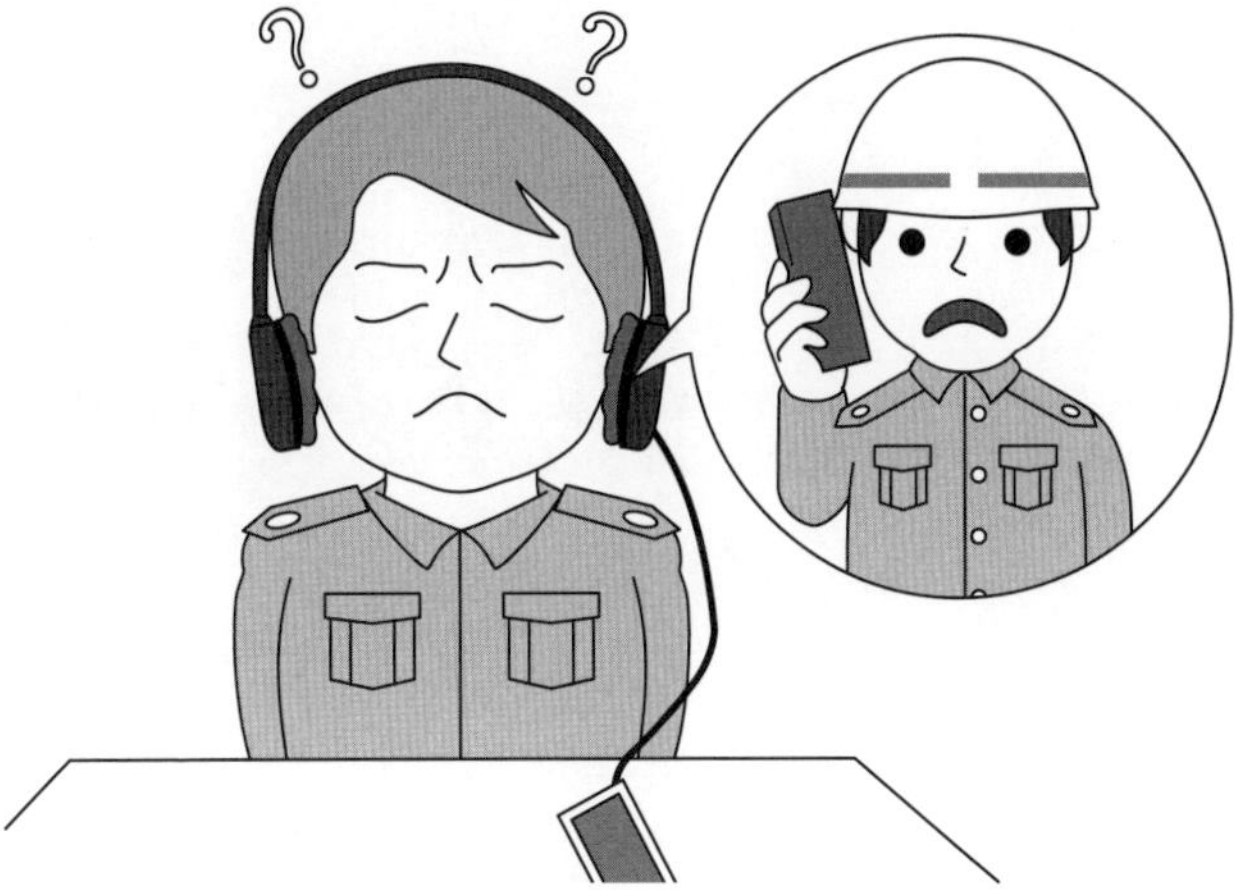

見つけてみましょう。

声の大きさや強弱、話すスピード、癖など何かを見つけた、はっきりと見つからなくても何か感じただけで、次の自分の話し方は必ず改善します。見つけた弱点を常に意識してどうすればよいのか、これは気をつけなきゃ、と意識して実行すれば、話し方は確実に進化していきます。やってみましょう！

携帯電話の通話録音アプリがあります。許可を得て、業務で使っている携帯電話端末にアプリをインストールしてファーストコールを録音するのも良いと思います。すでに通話録音が導入されている組織もあるかと思いますが、導入されていないのであれば「業務通話は証拠として記録すべき」と主張すれば許可が得られるかもしれません。朝礼や発表する機会があれば、ボイスレコーダーなどで記録するのも良いでしょう。

最近、消防学校の講義後アンケートで「聞き取りやすい」とのコメントを、ちょっとだけですが見かけることがあります。私のこの声で⁇　声は変えられないので多少疑問に感じますが、私の話し方改革が聞き手に対して効果が出ているようでして、正直嬉《うれ》しいです。やる気が出て、次も頑張ろうと奮起させられます。

六　共通の認識か確認する

時々受けるファーストコールです。

「もしもし、××救急隊です、お世話になってます。お願いしたいのですが」

「はいはい」

「そちらにおかかりの、山田一郎さんですが……」

……知らねぇよ。離島で唯一の病院など小規模な診療であるとか、よほどの常連（大抵悪い意味で）でない限り患者さんの名前だけではわかりません。

「誰ですか？　知りません」と返すと、最初から説明しなければならずロクに準備もしていないので、ほとんどの場合その後がしどろもどろ。

伝える情報の中に、共通の認識があれば省略して内容をスリムにすることが可能ですが、本当にお互いの共通の認識であるのか確認が必要です。相手は当然知っているはず、と思い込むのは要注意です。

確かに同業者など同じ環境の中で話をする場合は共通認識が多いため、省略しても抽象的な表現でも伝わります。部外者が聞くと暗号のような会話でも通じます。

「先週のあの人と同じだよ、あれでいこう」

「TAFな開緊血を見るぞ!」(生命の危機となる重症外傷の語呂合わせ)

「並、軽いの一丁」(あ、部外者でもわかるかも……)

異業種の相手と話をする時や、明らかに認識が異なる相手に情報を伝える時には、相手に合わせて伝えなければなりません。

医者が患者さんに病気の説明をする時は、知識や認識に当然差があるので、患者さんたちに合わせて説明することが大切です。うっかり専門用語を使うと、患者さんはチンプンカンプンになってしまい理解できなくなってしまいます。一般的に使われるわかりやすい例えを含めるなど工夫すると、理解してくれます。

私が医学生時代、整形外科で人工関節の置換手術を見学していた時です。指導してくれた整形外科の医師が終わってから、「質問あるか？　簡単だろ。木造を鉄筋に換えるだけだよ」。わかりやすく例えてくれました。

時には、医学的には間違っていることを敢《あ》えて使うこともあります。よく「盲腸で手術した」と一般の方は言いますよね。実際は「虫垂炎で虫垂切除の手術した」が正しいのですが、「虫垂」と言ってもわからないことが多いので、

「このお腹の傷は盲腸の手術ですか？」

「そうそう、若い時にやった」

と、通俗的な認識に合わせます。

また、共通の認識として略語を使うことが多く見受けられます。長々と話す必要がなく便利ですが、これも注意が必要です。

業種が異なると、同じ略語でもまったく違う意味になります。

・ＤＭ（医療界：糖尿病、広告業界など：ダイレクトメール）

・ＰＣ（ＩＴ業界など：パソコン、警察：パトカー）

さらに、同じ業種の中でも専門が違うと略語の意味が異なるものもあります。

・ＲＡ（心臓では「右心房」、整形外科では「関節リウマチ」）

・ＰＫ（膵臓がん、前立腺がん、Ｋはドイツ語の krebs「がん」の名残《なごり》）

情報を伝える時、聞く相手は誰なのかを考えて、自分と共通の認識があるのか、異なるのであれば相手の認識に合わせて伝えましょう。

最後に、私がドクターカーで出動中にあった実話を。後ろの隊員が機関員（運転手）に現場の場所まで誘導しています。

「3つ目の信号を右です」

「了解」

「そうすると、○×分署の高橋君の家の角を左に」

「知らないって。どこ?」

「その青い屋根の家です」

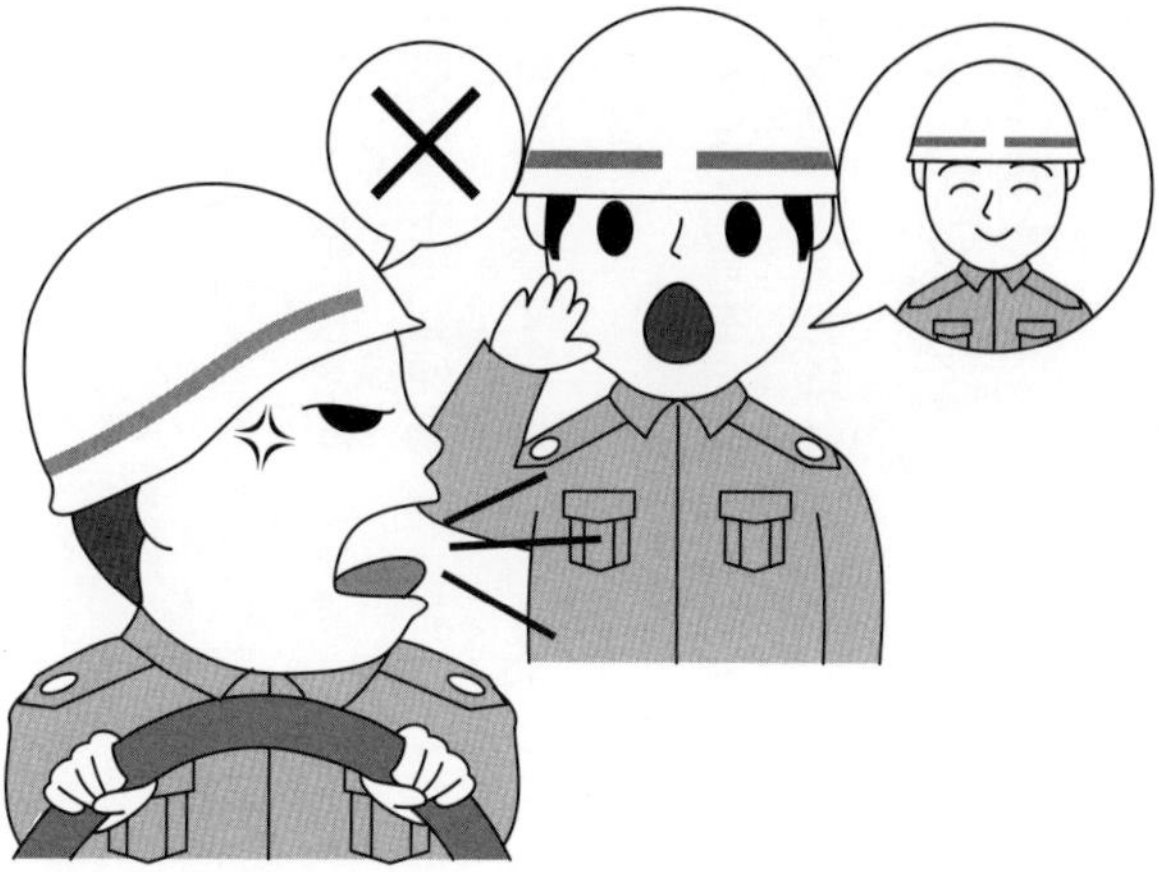

「あぁ、そこね」・
「坂を下りると、○△消防の吉田さんの家ですから……」
「だから！　知らねぇって、そんな奴！」
　あの人は、わかっているはず。それは、あなたの思い込みではありませんか？

七　迷わせる情報や言葉を入れない

消防署の前を掃除していた田中君が、こっちを見ているお婆さんに気がつきました。

「どうかしましたか?」

「あの、中央郵便局に行きたいんだけど、道がわからなくて」

「はいはい。その信号を右に曲がって、2つ目の信号を左に曲がって200m先の左側にあります」

「そこの信号を右に、2つ目の信号を左で真っすぐね」

「そうです。お気をつけて」

お婆さんは杖をついてゆっくり歩き始めました。

……いや、待てよ。先日の出動であの2つ目の信号の周り、工事していたな。杖ついて通るのは危ないかも……。

「待ってください。その信号を曲がった後の2つ目の信号で、もし工事をしていたら危な

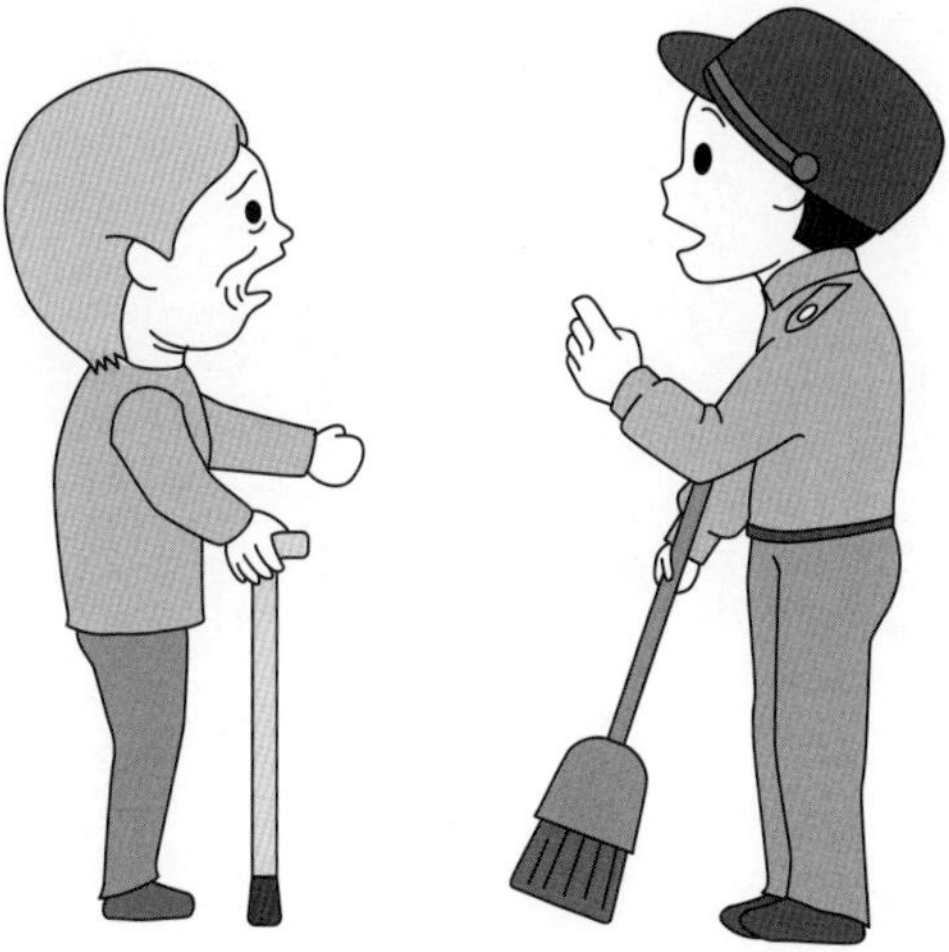

いから、直前のラーメン屋さんの角で左に曲がって細い路地に入って、左に公園が見えたら右に曲がると郵便局の通りに出ます」

「その信号を右に、2つ目の信号で工事をしていたら、ラーメン屋さんを左、そして……えーっと、公園を右ね」

「そうです、そうです」

「ご親切に、どうもありがとう」

「お気をつけて」

田中君は信号を右に曲がるまで見送りました。

結局、お婆さんは信号を右に曲がった後、2つ目の信号で工事は終わっていたのですが、ラーメン屋さんの角を曲がり、その後がわからなくなり、再び近くの人に道を聞いていました。その後、郵便局に着いたようです。

田中君は簡単な道筋を最初に示したのですが、親切心から安全な道を教え直しました。お婆さんはたどり着けずにもう一度道を聞いています。

伝えた情報が複雑になり、聞く側が迷ってしまい、田中君の案内だけでは目的を達成できていません。

もうひとつ、別の話を。

今年の消防フェアのポスター作成の打ち合わせで、印刷業者と広報の高橋さんが電話で話をしています。

「高橋さん、送ったレイアウトをご覧いただけましたか？」

「はいはい。今年のキャッチコピー、『体感しよう！　街と暮らしを守る仕事！』の周りに写真を配置するわけですね」

「そうです。その写真ですが、出初め式での消防車の一斉放水、救助隊のロープ訓練、はしご車の試乗風景を入れます」

「了解しました」

「若干空きがあるので、去年のフェアで防火服を着た子供の写真をもう1枚入れますか？　とってもいい笑顔をしているので」

「それは、いいです」

「……わかりました。最終版ができたらお持ちしますね」

「了解です。お願いします」

数日後、業者さんがポスターの最終版を持って高橋さんを訪れました。

「どうでしょう。先日の打ち合わせから作ってみました」

「あれ？　防火服着た子供の写真は？」

「え、入れないいんじゃ。最近は、個人情報保護の観点から避けることが多いもんで」

「あの子、職員のお子さんで承諾は取れたので」

「あ、そうでしたか。でも、時間的に誤字脱字などは直せるのですが、もう1枚追加するのは難しいです」

「そうですか。残念」

「いいです」

肯定にも否定にも受け取れる曖昧な言葉です。この話では、高橋さんは肯定的に発言しているのですが、聞き手の業者さんは最近の事情から否定的に解釈しました。このように、言葉によっては複数の解釈が存在することがあります。会話の流れや雰囲気から双方の解釈が一致できることが多いのですが、曖昧に伝わると聞き手を迷わせてしまいます。

「結構です」（良いのか、断っているのか）
「1＋1＝田んぼの「田」」（そうかもしれないな）
「孫悟空」（西遊記？　ドラゴンボール？）
「押すなよ！　絶対に押すなよ！」（お約束？）

正しく「伝わる」ためには、聞く側が迷う情報や複数の解釈があるなど、迷う言葉を含めて伝えるのは控えましょう。

八　カラ元気もあり！

「い、いつもお世話になってます。××救急隊ですが……。患者さんの収容依頼なんですけど……、厳しいですかね」

毎度毎度、病院のスタッフに絞られている××救急隊です。伝えることに、すっかり自信を失くしています。

「それで、どのような患者さん？」

「あ、あ、37歳の女性で……（ボソボソ）」

「え、何。聞こえない。もっとハッキリと！」

「え……、す、スミマセン。あの、37歳の女性で、下腹部の……（ボソボソ）」

「だから、聞こえない！　37歳女性の下腹部がどうしたの？」

「37歳の女性で」

「それは、聞いた。だから、何」

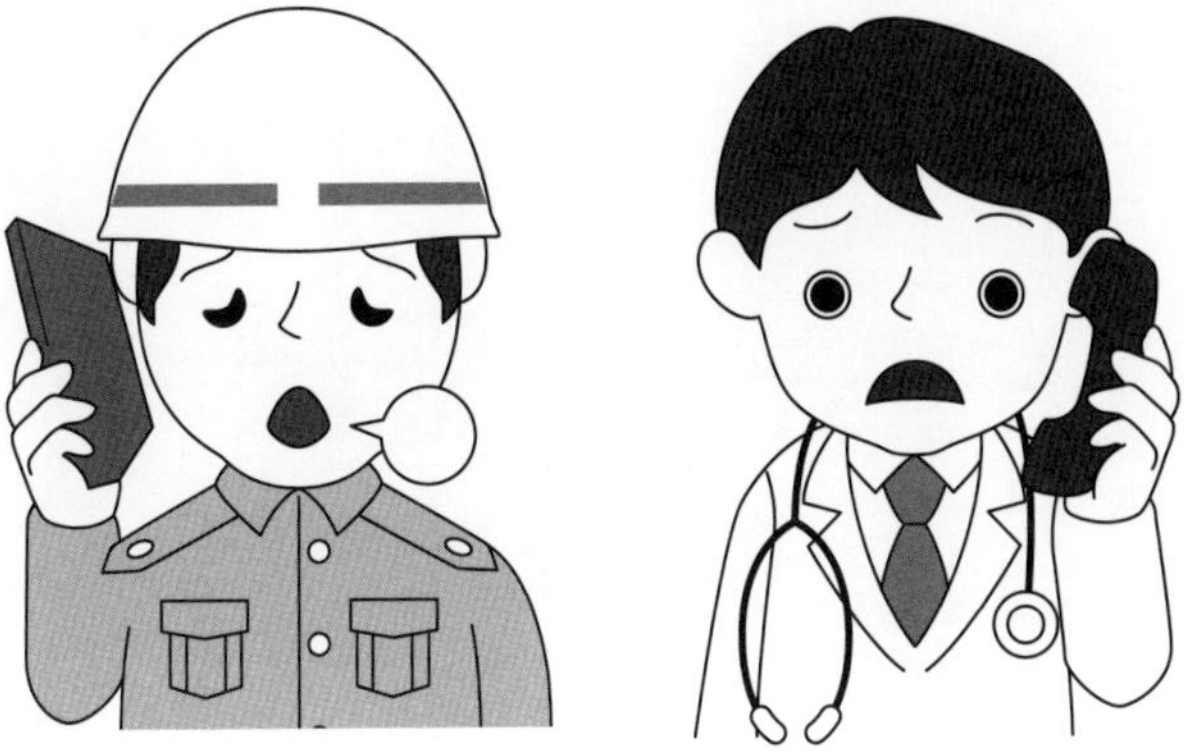

「……」

皆さんは、相手が自信がなさそうで、元気なく話し始めると、「つまらない話」「都合の悪い話」という先入観を持ち不快に感じてしまうだけでなく、「正しい情報なのか?」と、情報の信憑性も疑いたくなりませんか。聞く側の採点が最初からマイナスで始まっているので、合格点に達するためには余計に苦労が必要となります。

テレビやラジオのショッピング番組では、商品を紹介している担当がやたらに元気よく大げさに喋《しゃべ》っていますよね。大げさ過ぎる人もいて、やり過ぎのように私には感じますが、少なくとも自信を持って商品を紹介することは必須だと思います。少しでも、一瞬でも、自信がないように見えると、「何か隠しているだろ」「メリットだけでなく、デメリットもありそうだ」と勘《かん》ぐられてしまい、買ってくれないでしょう。

元気がないと、自信がないように見えます。「元気よく」は、伝える側が自信を持っている印象を与える効果があります。

医者も患者さんに説明する時、自信を持っている印象が不可欠です。そのことが、患者さんの理解や安心に繋《つな》がります。元気丸出し！　にする必要はありませんが、元気がないよりあった方が良いと思います。

時には元気のない方がむしろ説得力が出ることも。

医者の自分が風邪をひいていて、風邪の患者さんを診療する時です。

「風邪なんか注射一本打ってもらえば、すぐに治る！　注射打ってくれ」

こんなことを言う患者さんがときどき現れます。風邪そのものを治す特効薬などありません。

「私も風邪をひいているのですが、そんな薬があったら、私が真っ先に使います」

そう言うと、大抵は納得されて対症療法（咳止め、解熱薬など）の薬を持って帰られます。

こんな極端な例もありますが、やっぱり「元気よく」は基本です。


「元気があれば、何でもできるー！」

往年の伝説的プロレスラー、アントニオ猪木さんの名言の一つです。その通りだと私はつくづく思います。

当時、新聞などのスポーツ担当の記者たちは、新人が入ると必ず猪木さんのところに連れていったそうです。新人記者たちは、ほぼ例外なく猪木さんの激しいトレーニングを見て圧倒されます。「燃える闘魂」を注入された新人記者は、奮起して仕事に打ち込むようになったそうです。

「元気よく」は、周囲にも良い効果をもたらしていきます。「元気よく」は伝える時にも、相手に「伝わる」有効な手法の一つです。

消防職員も「元気よく」が、仕事をする時に重要だと思います。消防隊、救助隊、指揮隊、通信指令員、火災調査、火災予防、事務、そして救急隊と、消防にもいろいろな仕事がありますが、どの仕事でも元気がない活動はカッコ悪いじゃないですか。ファーストコールの時もカラ元気であっても大いに結構。元気を出して伝えましょう。

第Ⅳ章　「伝わる」ためのテクニック

ポイントを絞る

講演やプレゼンテーションなどで人に伝える時に、人が覚えられるポイント（焦点）はせいぜい3つと言われています。ポイントは少ないほど強いインパクトを与えることができます。多くの情報を入れれば入れるほど、肝心な情報がぼやけて伝わらないこともよくあります。

ピーポーピーポー。救急車が緊急走行しています。十字路交差点を青信号で右折しようとしたその時、

「うわっ、危ねっ！　ブレーキ‼」

助手席の隊長が叫び、機関員が慌ててブレーキを踏みます。車両が前のめりで急停止しました。目の前には歩行器を押す高齢の女性が……。

「すっ、すみません……、見てませんでした」

「お前、この前もだぞ‼……出せ。後で話がある」

帰署した後に機関員の竹中さんが、隊長に呼び出されました。

「すみませんでした」

「今日も、この前もだよ！　不注意なんだよ！　危ないんだよ！」

「すみません」

「あー、もう！　この際だから言わせてもらうけど、だいたいお前はよ……」

「はぁ」

「気になるんだよ。机の上。汚いんだよ。整頓しろ！」

「はい」

「それと、前の日勤のお前の出した活動記録票！　全部に誤字脱字が。全部っ！　変換した時や終わった時に確認しろや！　いい加減なんだよ！」

「はい、すみません」

さらには、他の隊員の処置をぼーっと見てるな、現場で俺の靴を履いて行くななど、クドクドクドクド続きます。

「あと、臭い！　口が臭いんだよ！　虫歯でもあるんじゃないか、歯医者行けよ！」

「すみません。先日、課長にも言われました」

「とにかく、一つひとつが雑でいい加減！　注意深く！　確認を怠るな！　気を遣え！……もういい、行け」

「どうもすみませんでした。失礼します」

いやー、まとめて怒られたな。参った、参った。……ところで、そもそもなんで呼び出されたんだっけ？　えーっと、……そうだ、とりあえず歯医者の予約でもするか。

隊長は竹中さんに、怒りに任せて言いたいだけ言って注意しています。ただ、いろいろなことを言い過ぎてどれが重要なのかぼやけてしまっています。誤字脱字も口が臭いのも肩を並べて伝わっている印象です。

注意された小言の中で一番重要だったのは、運転中の右折の際に進行方向の安全を確認していないことです。とても危険で、勤務中に限らずいつか事故を起こしてしまうでしょう。たくさんの事柄を伝えられたので、結果として竹中さんには大事なことが伝わってません。最初に言ったから伝わるとは限りません。隊長のイライラ、ストレスが爆発しただけになっています。

たくさんの情報を伝えると情報の強弱がぼやけてしまい、最も伝えたいことが伝わりません。伝わるためには、ポイントを絞ることが重要です。伝えたい、伝わってほしい情報は何か、ポイントを絞ってから伝え方を組み立てていきましょう。人を叱る時も同じで、怒りに任せず、ひと呼吸おいて、自分の伝えたいこと、伝わって欲しいことは何かを考えて、効果が得られるように始めましょう。

伝えたい情報がたくさんある時でも、敢《あ》えて「3つ」に絞るとしたら何だろう、と厳選して伝えてください。

またまた突然ですが、皆さんはアメリカンフットボールをご存じでしょうか。日本では残念ですがマイナースポーツで、ほとんどの方が「ラグビーとは違う」くらいの感覚だけで、知らないのではないでしょうか。その競技内容を説明しますね。

攻撃、守備、それぞれ11人で行う陣取り合戦です。片手で投げられる紡錘形（米粒のような形）のボールを使います。

ボールを守備側が攻撃側に蹴り込み、攻撃側が受けることで攻撃が始まります。攻撃は、ボールを持って走る、または突進して前に進めるか（ランプレー）、攻撃開始地点より下がり、後ろのエリアであれば1回だけ前にパスを投げることができ、ノーバウンドで捕れば前に進めます（パスプレー）。

4回の攻撃でボールを10ヤード（およそ9・1メートル）進めれば、新たに4回の攻撃ができます。10ヤード進めなかった、または守備側の選手が攻撃側の落としたボールやパスを捕ると（インターセプト）、攻守が入れ替わります。

攻撃して進む方向の一番端にある10ヤードのゾーン（エンドゾーン）までボールを進めたら6点（タッチダウン）、またはそのゾーンに立ててある2本のポールの間にボール

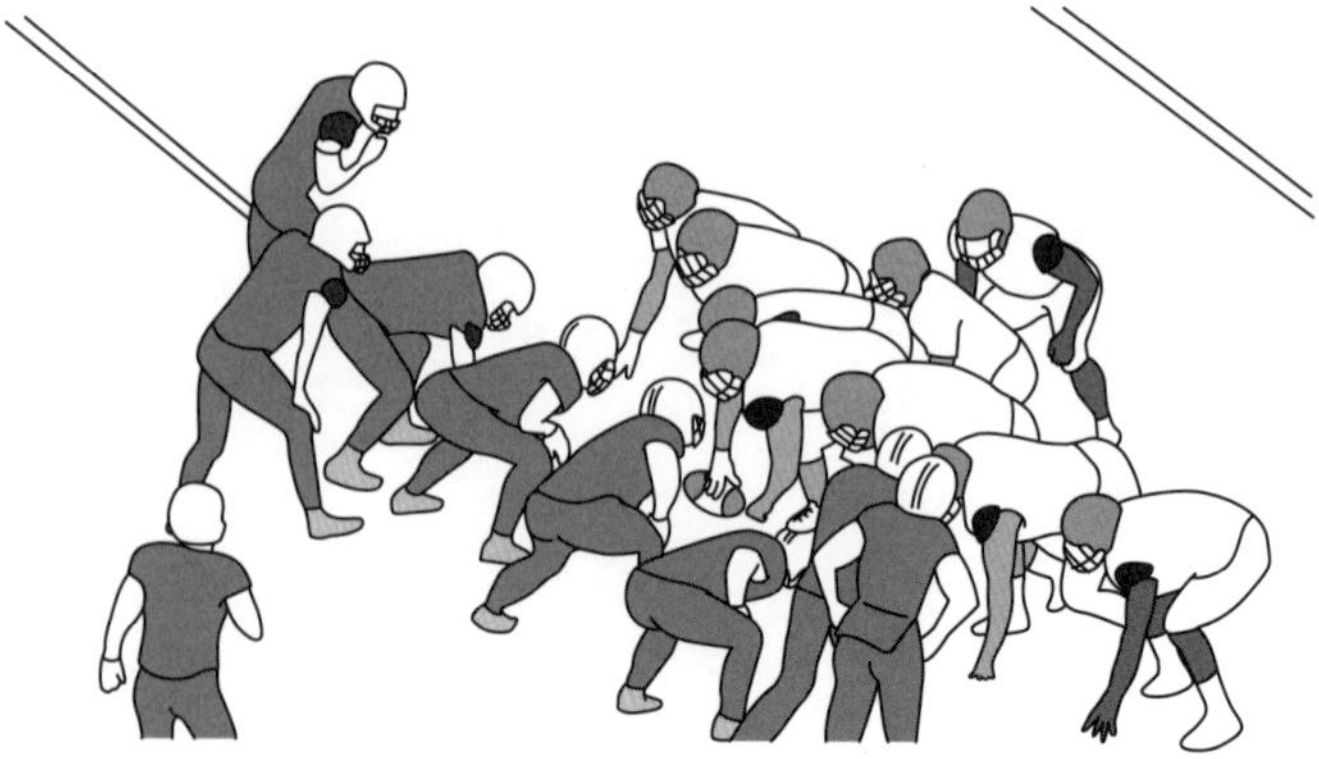

をキックして入れれば3点（フィールドゴール）などで点が入ります。

前半、後半をさらに2つに分け（クォーター）、それぞれ15分、計60分の時間内で争います（NFLの時間配分）。特に最後では、攻撃時などの時間の使い方が勝敗を分けることがあります。

11人のポジションそれぞれに特色があり、役割を分担し、パワー、スピード、ボールテクニックなどを駆使した団体球技です。

さて、アメリカンフットボールを説明しましたが、ポイントを3つに絞るとしたら、

①攻守に分かれた陣取り合戦

②4回の攻撃で10ヤード進めないと攻守交代
③ボールを端まで進めたり、ゴールに蹴り入れたら得点、でしょうかね。

たくさん話しても伝わりません。厳選してポイントを絞って伝えましょう。

二　できるだけ短く

皆さんは学生時代の朝礼で、校長先生の話が長くてよそ見をしていませんでしたか？また、大人になっても職場の宴会で上司の乾杯の挨拶が長く、ビールの泡が消えてしまったこと、ありませんか？

話は長くしても伝わらないのは、皆さんも経験しているとおりです。内容なんてほとんど覚えていないですよね。一刻を争う救急現場からのファーストコールは、長いと伝わらないだけではなく、貴重な時間も浪費してしまいます。

グーグル（Google）の創始者であるラリー・ペイジ（Larry Page）とセルゲイ・ブリン（Sergey Brin）は、創設時の企業理念を次のように表現しています。

「世界の情報を整理し、そこに誰もがアクセスできるようにする」

たった一文ですが、事業の内容が伝わりますし、インパクトもあります。１９９８年

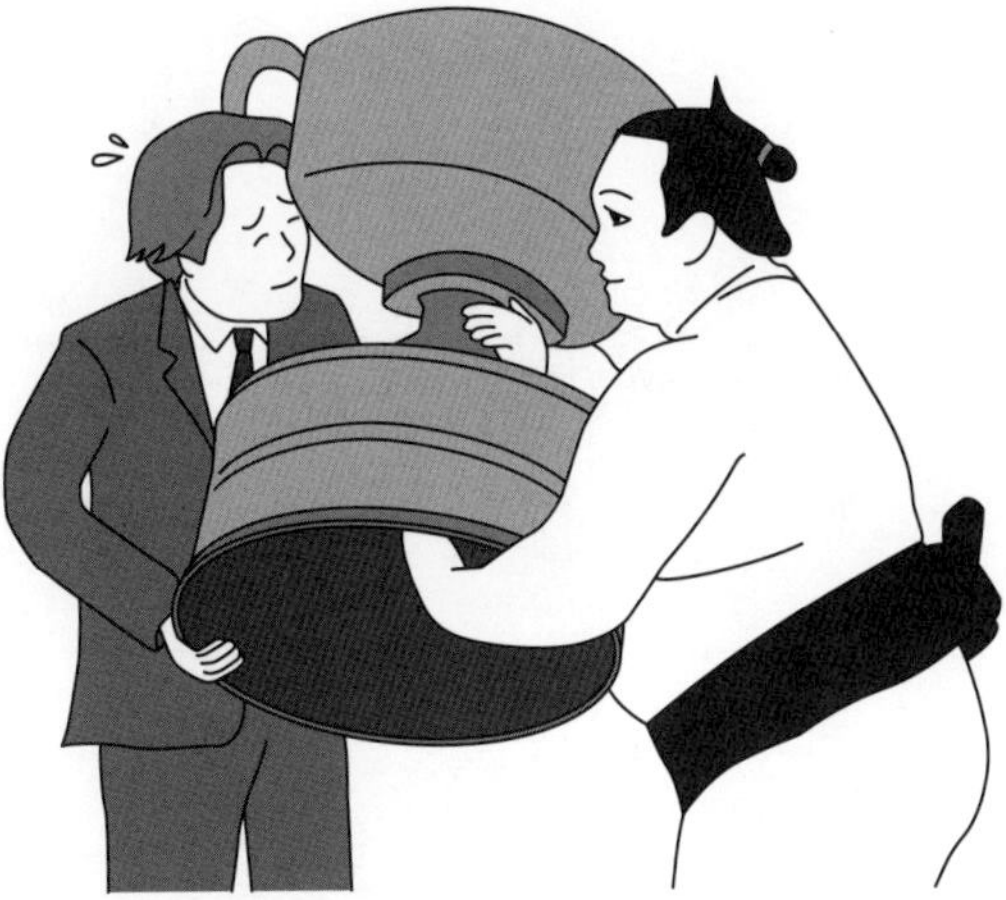

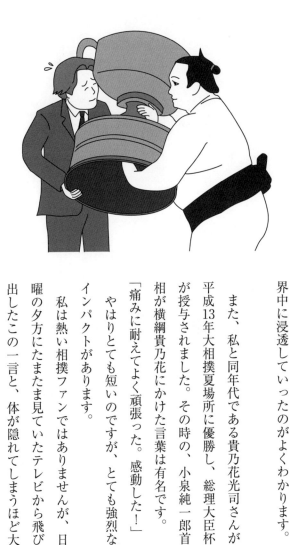

当時は無名だった企業が、あっという間に世界中に浸透していったのがよくわかります。

また、私と同年代である貴乃花光司さんが平成13年大相撲夏場所に優勝し、総理大臣杯が授与されました。その時の、小泉純一郎首相が横綱貴乃花にかけた言葉は有名です。

「痛みに耐えてよく頑張った。感動した!」

やはりとても短いのですが、とても強烈なインパクトがあります。

私は熱い相撲ファンではありませんが、日曜の夕方にたまたま見ていたテレビから飛び出したこの一言と、体が隠れてしまうほど大きくて重い優勝杯を1人で抱える小泉首相の姿を今でもはっきり覚えています。

伝えたいのならば、「長い」「だらだら」ではダメです。集めてまとめた情報を、いかに短くシンプルにできるか考えましょう。

テレビやラジオなどでのCMの世界では、15秒と限られた時間でインパクトある情報を伝えないと興味を引くことはできません。制作側は、考えに考え抜いて、たった一言で人の心を掴《つか》むキャッチコピーを捻《ひね》り出します。

ただし、伝えなければならないことまで省略してしまうと情報が欠如してしまいます。

「あの赤い食べ物。おいしいよね。」

これだと削りすぎです。リンゴなのか、サクランボなのか、カニなのかわかりません。

多過ぎず、少な過ぎず、「過不足なく」伝えることが大事です。

消防署の朝、もうすぐ点呼の時間ですが、救急隊の太田君が出勤して来ていません。

すると、田中隊長の携帯電話に電話がかかってきました。

「あ、隊長、おはようございます。本日、休みます」ブツッ。

えーっ、それだけ？　これでは、病気なのか、やむを得ない事情なのか、サボリなのか、太田君は出勤しないという事実以外はわかりません。

田中隊長は慌てて太田君にかけ直します。

「おい、太田。何で休むんだ」

「はい、昨日祖母が亡くなりまして家族で帰郷します」

「じゃ、そう言えよ！　わからんじゃないか」

「だって隊長。お前の話は長すぎる、短くしろと、この間言ってたから……」

「話が短くても内容がわからなければダメなんだよ！　まぁ、田舎遠かったよな、気をつけて」

「ありがとうございます。仕事に穴を開けて申し訳ありません」

多過ぎず、しかし少な過ぎず、「過不足なく」伝えることが大事です。

ファーストコールの極意は、「できるだけ短く」です。

緊急を要する場合や、聞き手が忙しい場合など、救急の現場では情報伝達に長い時間が割けない状況が非常に多いためです。

得られた情報から、聞き手（医療者）の知りたい情報や重要な情報を過不足がないように取捨選択して、さらに必要のない言葉も削り、可能な限り短く伝えるように日頃から実践していきましょう。

ＴＰＯ（time：時、place：場所、ocassion：場面）を考えて、理路整然と伝えなくてはならない場合もあります。

「もう少し、詳しく聞かせて」と、言われた時は聞き手に時間の余裕があるわけですから、時間をかけて筋道立てて説明しましょう。

あまり長々ダラダラと書き綴っても、皆さんに伝わらないので短く終わりたいと思います。

三　キーワードや結論を先に伝える

「もしもし先生、患者さんをお願いしたいのですが……。意識障害がありまして意識レベル３００（痛み刺激をしてもまったく反応がない）です」

「はい、それで」

「呼吸を観察したところ、呼吸もしていません……」

「それって、ＣＰＡ（心肺停止）じゃないの？」

「はい。そうなんです」

いやいや、「ＣＰＡです」最初にこの一言があれば呼吸や意識の状態を述べる必要はありませんし、瞬時に状況が伝わります。

相手の心に刺さるキーワードを先に伝えることで、聞き手に理解を促し、話のイメージを掴《つか》んでもらうことができます。

・VF（心室細動：致死性不整脈）↓救命可能な心停止
・突然発症した片側の麻痺↓脳卒中かも
・ショック状態↓身体の危機
・やめられない、止まらない↓あのお菓子
・好きだ！↓ポッ、またはゲゲッ

ただし、伝える側と聞く側との共通のキーワードであることが前提です。ですから、例えば消防内で用いる隠語など、自分たちだけのキーワードは医療の世界では一般的ではないので通じるとは限らないと認識しましょう。

また、ある日の朝、消防署の署長室での出来事。出勤してきた署長のところに救急隊の鈴木君が来ました。

「失礼します。おはようございます。お時間よろしいでしょうか」
「おう、鈴木か。どうした？　入れ、入れ」
「昨日のライオンズ、逆転サヨナラ勝ちですごかったですね」

「そうそう。見た？　うれしくてコンビニでスポーツ新聞、全紙買っちゃったよ」

「それでですね……。先日の出動の帰り、駅前に新しくもつ焼き屋ができているのを見かけてですね、2日前の夜、隊のみんなで飲みに行ったんです」

「そうか、よかったな。盛り上がったか」

「はい、思いのほか盛り上がって……。どんどん、もつ焼き注文して……」

「うん……、それで」

「僕、隊長や先輩が話に夢中になっているので、もつ焼き、隊長や先輩の分を僕が焼いて皿にどんどん置いたんです。隊長も先輩もパクパク食べて飲んで……」

「だから……」

「隊長も先輩もうまいうまいと大満足で。でも、ちょっと……もつ焼きが生焼けだったみたいで……、昨日から2人とも腹が痛くて下痢していると連絡がありまして……。僕は大丈夫なんですけど」

「んで……何が言いたいの！」

「先ほど隊長と先輩から電話がありまして。下痢が止まらず家から出られないと」

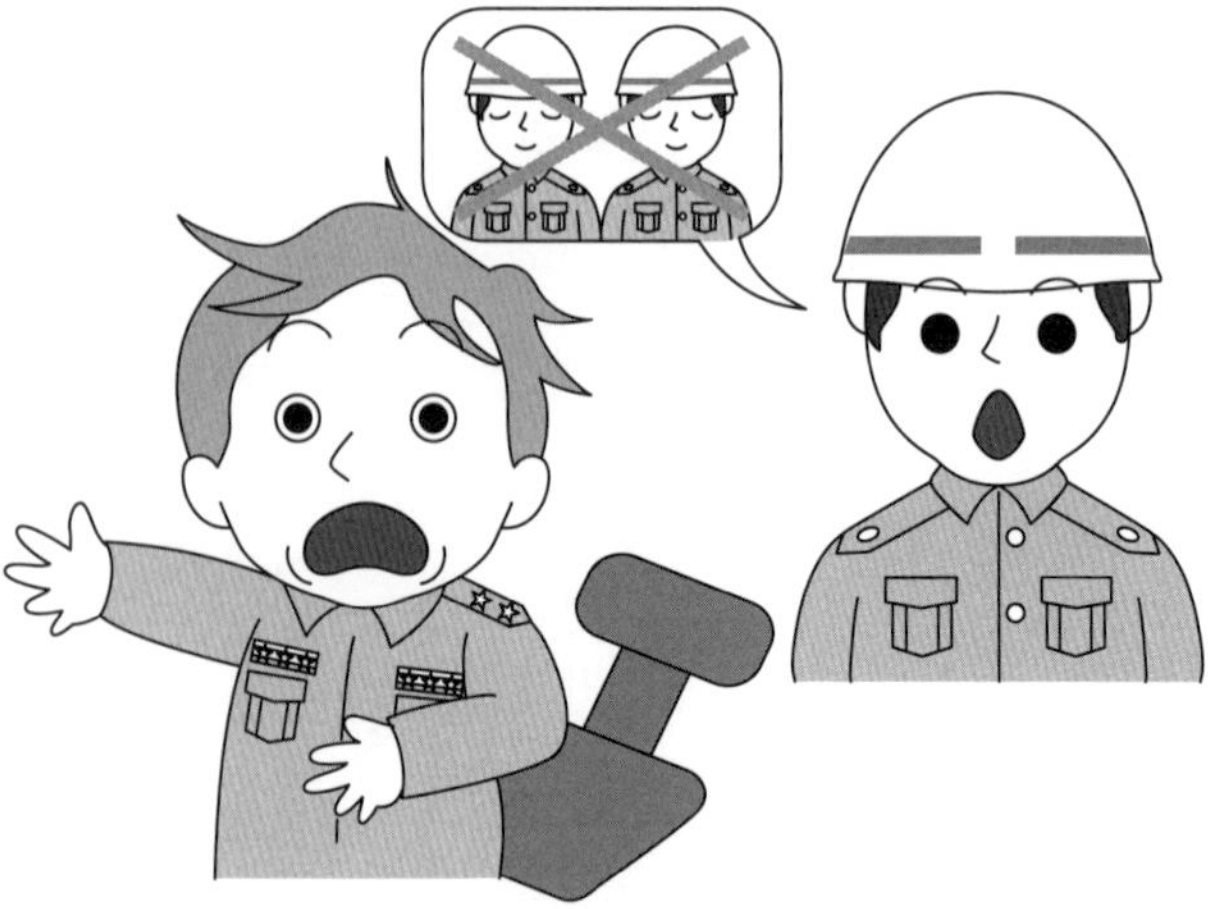

「それを早く言え！　前の番にちょっと残ってもらって、代わりを立てないと！」
署長は慌てて立ち上がり、手配を始めました。

この話も、「隊長と先輩が下痢で欠勤です！」と最初に、結論を述べるべきです。「僕が原因かなぁ」と罪悪感があって話をしている気持ちはわかりますが、業務に支障をきたす内容ですから早急に対応するように話さなければなりません。
伝える相手に急いで対応してほしい時などでは、先にキーワードや結論を切り出すことは有効です。

2024年元旦に発生した能登半島地震で、東日本大震災以来の大津波警報が出されました。

「津波！逃げて！」

警報が出された前後で、テレビの画面もアナウンサーも繰り返し強調していました。生命の危機となる災害が迫っているため、とにかく急いで行動を起こすように呼びかけられました。この瞬間に「津波が起こるメカニズムは……」とクドクドと専門の学者が解説する資料映像など流しているテレビ局は無かったはずです。このアクションにより、多くの命が助かったと思います。

このように超緊急事態ではキーワードや結論のみを強調し、理屈は省いて目的を果たすことが優先される場合もあります。しかし大抵は、キーワードや結論だけでは聞き手に伝わらないことが多いと思います。キーワードや結論を先に出して、聞き手が納得できる説明を加えましょう。

四　5秒で掴《つか》め！

冒頭でも話しましたが、医者と医者との間で患者の情報を伝達する時にも、短く簡潔にプレゼンテーションすることが求められます。この能力が高ければ相手の信用が得られますが、逆に低いと聞き手の欲しい情報が一向に出てこないため患者を把握できていないと判断され、「コイツに聞いても無駄だ」と相手にされなくなります。我々、臨床の場で働く医者は、このプレゼンテーションスキルを日頃から磨いていく必要があります。

生まれつき上手な天才は確かにいますが、私を含め大抵の凡人は一朝一夕ではこのスキルは上達しません。日々の実践の積み重ねが必要です。達人になると、すべてを話さずとも最初のほんの数秒で相手の信頼を掴《つか》むことができます。

私はこれまで、話し始めた最初の数秒で「この人、スゴイ！」「この人、デキル！」と感じた人に少なからず会いました。数秒じゃ無理でしょ、と信じられないかもしれませんが、確かにそのような人々は存在します。大人とは限りません、それが子供でもいたんですよ。

口から出た言葉、話し方、雰囲気、間（ま）の取り方。その総合力で瞬間的に相手の心を掴《つか》みます。言葉を選び要点をまとめて、大声ではなく適度な声量、聞き取りやすいちょうどよい速度。決して知識を詰め込み過ぎず、嫌みや飽きを感じさせない。視線や話す姿勢、落ち着いた（落ち着いているように見える）風格。

最初から、これらが人に標準装備されているのであれば苦労は要りません。

漫才やコントで笑いをとる芸人の世界でも、出だしの数秒以内でこれから面白そうだと感じさせないと、お客は帰ってしまうそうです。ビジュアル的に一瞬で笑いを取る手段もありますが、言葉でも「掴《つか》みはＯＫ！」とお客を引きつけていかなければなりません。

吉本興業で、長年若手芸人の育成を担当されている本多正識さんは、その著書『1秒で答えをつくる力』[*1]の中で短く正確に相手の関心を掴《つか》むポイントを示しています。それ

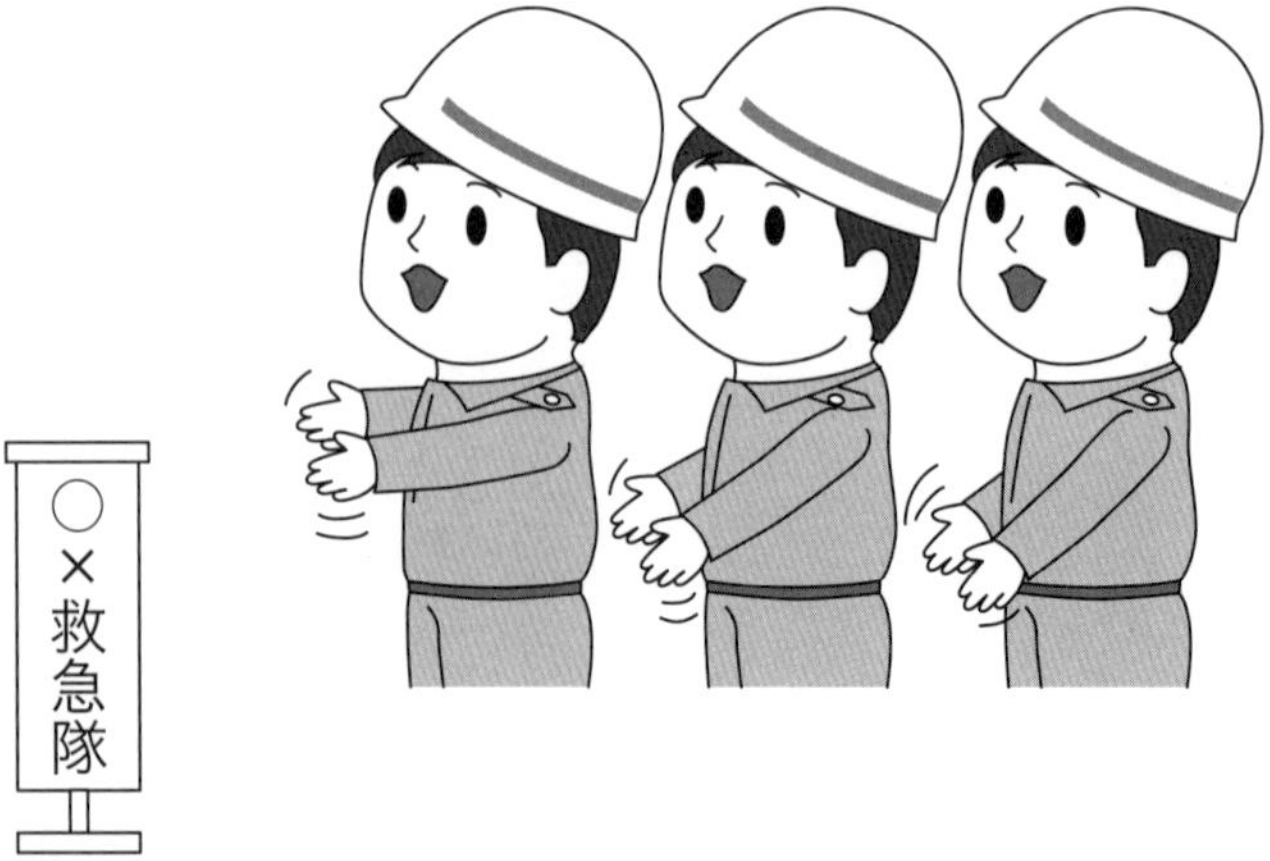

は、伝えたい内容を少なく厳選し、できるだけ必要のない言葉を削ることだと述べています。

「今日の天気は晴れている」

この文も長くはありませんが、

「晴れている」

と、「今日の」「天気は」の2語を削っても意味は通じます。

伝えたい内容や言葉の中で、何が重要なのか、何が不要なのか厳選する習慣をつけてください。

また、お笑い芸人の方々は、きっかけから一瞬で場当たり的に笑いを取っているように見えます。「この人、頭の回転が速い！」と感心しますよね。しかし本多さんに言わせると、その能力を天性の素質として持っている人は少なくて、芸人さんたちは日頃からお客の反応に関して考え抜いて計算しているのと、瞬間的に言葉を返す行動がとれるようにトレーニングを積み重ねているそうです。日々、さまざまな努力をしている、努力を続けている賜物なんですね。

ここまでの話で、お笑いの世界でも、医者の症例提示でも、救急隊員のファーストコールでも本質的には同じだとおわかりでしょうか。相手が何を求めているのか、何を知りたいのか、日頃から相手の立場をよく考えて、考え続けて分析し理解しておくことが必要不可欠です。

よく考えた自分なりの結論を踏まえて、伝えたい内容を絞り、言葉を厳選して、相手の「どストライク！」にハマる一球を投げてみてください。今回はちょっと外れたな、と思ったら、今回の一球を振り返って分析し直して、次回もっと「どストライク！」を狙って投げ続けましょう。

繰り返しますが、相手に「伝わる」ためには、相手のことをよく考えて、伝えたい項目を少なく厳選し、不要な言葉を削り、ちょうどよい聞き取りやすい話し方で伝えてみましょう。聞き手の心を最初の5秒でガッチリ掴《つか》んでください。でも、言うは易《やす》し行うは難《かた》しで簡単ではありません。私も反省の日々を送っています。一緒に努力し続け、成長していきましょう！

引用文献

＊1　本多正識：1秒で答えをつくる力．ダイヤモンド社．二〇二一

五　伝える順序を考える

よくまとまった情報であっても、伝わりにくいことがあります。次の搬送依頼のファーストコールを、紙面を紙などで隠して1行ずつずらして読んでみてください。

「△△救急隊です。患者さんをお願いしたいのですが。
高血圧症の持病がありますが、治療はしていないそうです。
タクシー運転中にガードレールに衝突しています。
右手足に麻痺があります。
意識は清明で脈拍、呼吸に異常はありませんが、血圧が高いです。
衝突前からフラフラ蛇行運転しているのを目撃されています。
また、呂律《ろれつ》も回っていません。
目立った外傷（けが）はありません。

62歳の女性です。

受け入れはいかがでしょうか」


どうです？　さすがにちょっと極端ですが、最後の方まで聞かないと事故による損傷なのか、脳卒中を発症し事故を起こしてしまったのか、イメージが湧かないですよね。

そもそも、どのような年齢層で、男なのか女なのかも最後までわかりません。

どの順番で伝えればよいか、1行ずつ並べ替えてみてください。

私が2行目以降を並べ直すとしたら、こうでしょうか。


「62歳の女性です。

タクシー運転中にガードレールに衝突しています。

衝突前からフラフラ蛇行運転しているのを目撃されています。

目立った外傷はありません。

右手足に麻痺があります。

また、呂律《ろれつ》も回っていません。
意識は清明で脈拍、呼吸に異常はありませんが、血圧が高いです。
高血圧症の持病がありますが、治療はしていないそうです。
受け入れはいかがでしょうか」

聞き手が、聞いていくうちにイメージが湧くように順序も考えて伝えましょう。

また、次の話はいかがでしょうか。

あるラジオショッピングの会社で、入社2年目の高本君に上司の塚田さんが新しい高機能調理家電の売り込みを命じました。高本君の収録リハーサルが始まりました。

「みなさーん、こんにちは。今日は、スタジオ中においしそうな、とってもいいにおいがしています。そんなおいしい料理がいろいろと簡単にできる高機能スチームオーブンレンジのご紹介です。すごいんですよ。この1台で焼く、煮る、蒸すと3つの調理ができちゃいます。普通の電子レンジとしても使えますが、耐熱ガラス容器に材料を入れるだけで簡単にお料理ができ上がるんです。また、冷凍した食材は、普通はまず解凍してその後に調理する2ステップが必要でしたが、解凍から焼き上げまで一気にできる高火力ヒーターが内蔵されています。早速1品ご紹介しますね。この耐熱ガラス容器に入るようにパスタを適当な長さに折って、スライスした玉ネギとピーマン、半分に切ったウインナーを入れて、ケチャップ、ウスターソース、水を少々、塩コショウも入れてラップして閉めてスイッチを押すだけ。時間が来たら……ほら、スパゲティナポリタンのでき上がり。……うん、おいしーい！ パスタを茹《ゆ》でて具材を調理する必要がないんです。フライパンやお鍋は要らないんです！ 同じように煮物も簡単にできますよ。すごいでしょ。さらに、さらに、70度から300度までの幅広い温度帯のオーブン機能で、ドライフルーツや焼き芋《いも》まで作れちゃいます。それにスチーム機能もあるので、茶わん蒸しなど蒸し料理もカーンタン。スチームオーブン機能でトーストもカリフワでおいしく焼けちゃいます。ではもう1品、ここにハンバーグができているのですが……、うん、これもおいしい。これもこのスチームオーブンレンジで簡単に調理できたものなんです。冷凍してあるハンバーグを入れてスイッチを押すだけ。解凍だけじゃなく、そのまま外

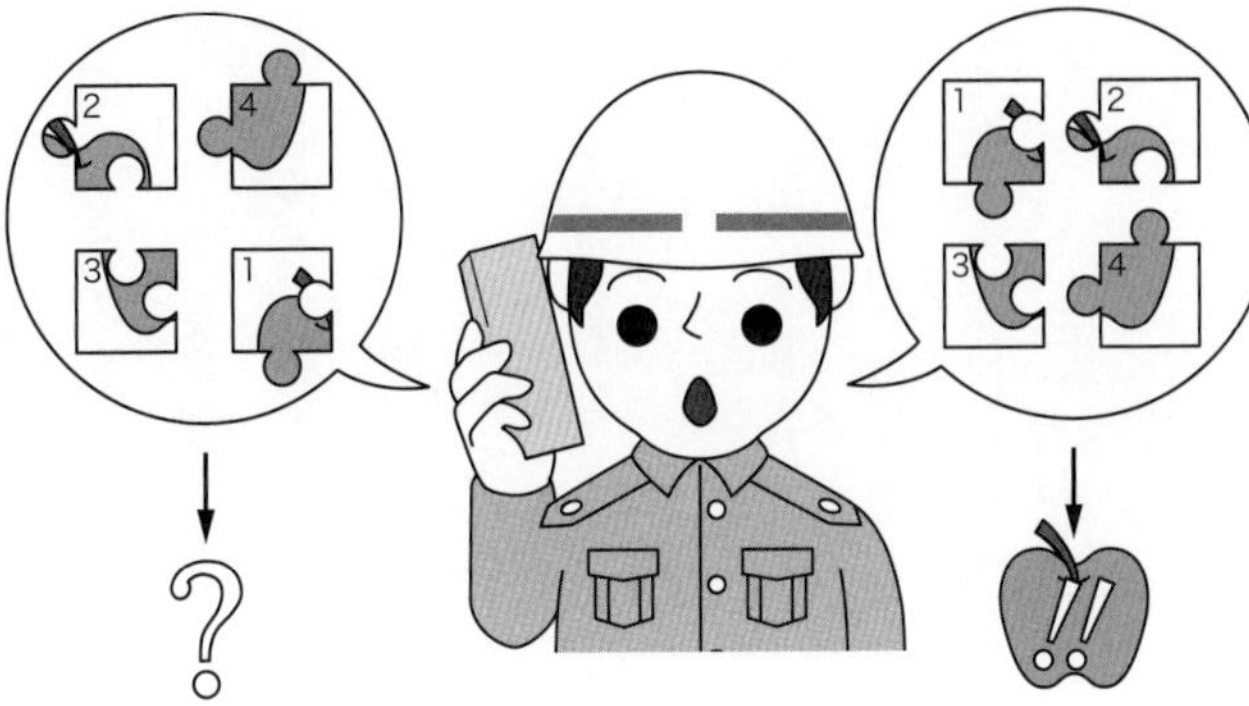

はコンガリ、中はジューシーに焼け上がっちゃいました。どうしてこんなことができるのか、それは……」

「ダメダメ！」

　途中で塚田さんが止めてしまいました。

「言うべきことは言っているんだけど。聞いているお客さんのことを考えてる？　もう一度、台本と流れを考えてきて」

　何がいけないのか、わかりますか？　高本君の高機能スチームオーブンレンジのプレゼンは、機能の紹介で最初に耐熱ガラス容器での調理ができることを言い、すぐに解凍いらずに焼ける別の機能を紹介しました。その後に先に紹介した耐熱ガラス容器での調理例を示しています。

聞いているお客さんからすれば、耐熱ガラス容器での調理を聞いたのですから、「じゃ、どんな料理ができるのだろう?」と、思いますよね。

その後も、新しい話題が出たり、元の話題のデモンストレーションに戻ったり、断片的でピョンピョン飛んでしまっています。それでは次々出る話題で、先に出た話題を忘れてしまいます。そもそも最初に「焼く、煮る、蒸す」と提示していますので、その順番で話を進めた方が自然なように思えます。

情報をただ流すだけでは、相手に「伝わる」とは限りません。「伝わる」ためには、1つの話題を出したのであれば、その話題を断片化せずにまとめて伝えます。話した情報から聞く人が次に何を知りたいと思うのか、興味を持つのかを考えながら、ニーズに応えるように情報を提供しましょう。「伝えたつもり」は伝わっていません。

六　データで示す

「とても苦しそうです」

確かに苦しいのでしょうが、伝える側のニュアンスが聞く側に同じように伝わるのかわかりません。

「痛い」「苦しい」「だるい」「つらい」などで患者さんは119番通報をしてきます。その度合いは人それぞれです。病院には、「痛い」「苦しい」「だるい」「つらい」という症状の患者さんが日常茶飯事に来ます。

救急病院は混雑している場合など、すべての患者さんを受け入れできるとは限りません。特に救急医療の最後の砦《とりで》といわれる救命救急センターでは、残りの受け皿が限られているならば、他の病院では対処できないであろう重症で緊急度が高いと思われる患者さんを優先的に受け入れていきます。

重症感を伝える時に可能であれば、客観的なデータを具体的に示すことができれば効果的です。

ところで皆さんは、普段何気なく使っている「お金」の役割を意識したことがありますか。お金の役割は3つあり、「交換（決済）する」「蓄える」、そして「価値の尺度」です。価格により物の価値を共有しているのです。

共有できる尺度を具体的に示せば、伝える側と聞く側で情報が隔たりなく伝わります。

「このイチゴ、とても甘いよ」

馴染《なじ》みの青果売り場の店員さんが言っているならば信用できるかもしれませんが、これでは伝える側の主観のみです。どこの馬の骨かわからない人であれば、疑いたくなります。

「このイチゴ、糖度が16度もあるよ」

具体的な尺度が示され、客観性が高く、知らない誰かの発言でも説得力が出ます。

しかし残念ながら、世の中すべての事象が数値に置き換えられるわけではありません。尺度の設定が難しい事物もあります。

例えば、「痛み」に関しては絶対的な尺度はありません。

「いやいや、痛みのスケール（尺度）、あるじゃないですか。いつも使ってますよ」と、おっしゃるそこの救急隊員のあなた！　惜しい。数値の意味をよく考えてみましょう。

「一番痛いときを10とすると、今はいくつくらいですか？」

救急隊員が患者さんによく聞いている質問です。ＮＲＳ（numerical rating scale）といって、「まったく痛くない」を０、「想像する最大の痛み」を10として、今感じている痛みを数値で表現してもらう手法です。

一見、客観的な尺度に思えますが、この「10」というのが曲者《くせもの》です。想像する最大の痛みというのは個人の主観であり、その人の境遇、想像の度合い、心理状態、環境などで設定される数値であり、他者と比較することはできません。２人が同じ「５」と言っても、同じ程度の痛みだとは限らないのです。痛みは具体的に計測できるわけではないので、麻酔やペインクリニックなどの専門家でも研究や議論する際にこの手法を使わざ

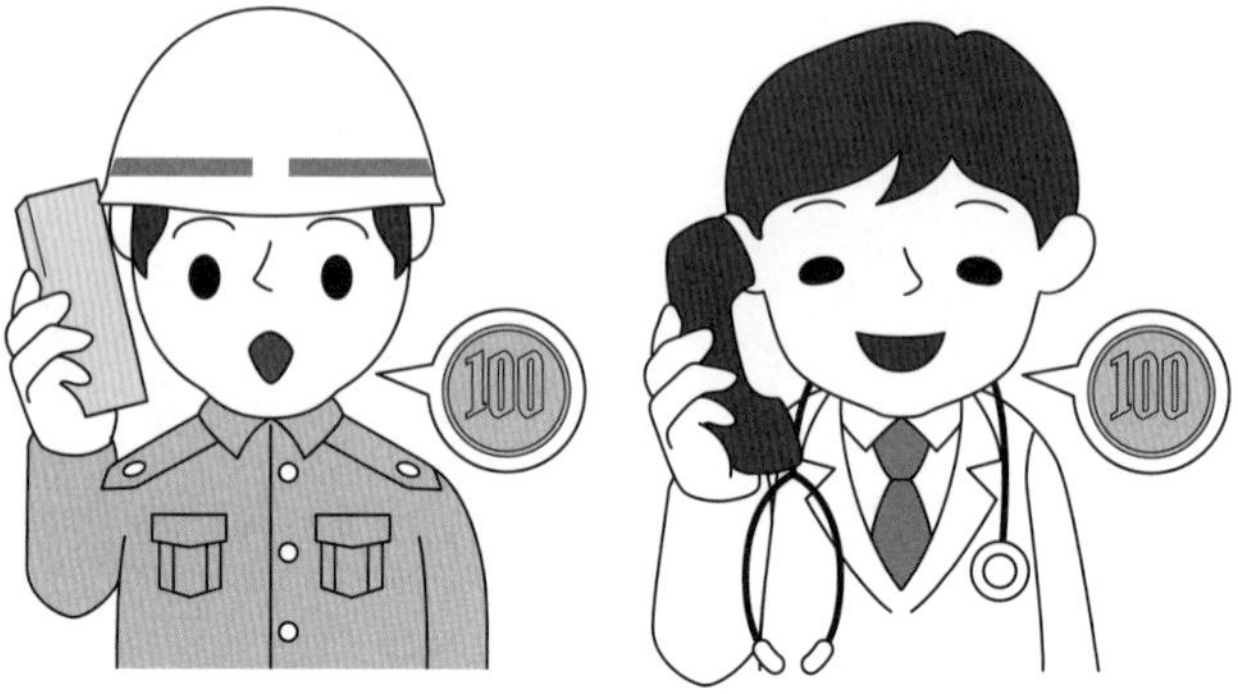

るを得ません。
この痛みの尺度（ＮＲＳ）が有効なのは、数値が高ければ痛みが強いと類推できること、個人の痛みの時間的な変化を評価できることだと理解しておいてください。
「１㎝（センチメートル）は誰が測っても１㎝！」というような普遍的で絶対的な尺度のデータを伝えましょう。

「血圧58（収縮期血圧）の47（拡張期血圧）と低いです」
「酸素10L投与しても、酸素飽和度88％にしか上がりません」（95％以上が一般的に正常）
「血糖値が12（mg／dL）です」

データを加えることで、伝える情報の客観性が高まります。ただし、得られたデータが適正であるのか、伝える前に必ず確認しましょう。データの計測ミス、機材の不具合、限界外での計測などはありませんか。不確かなデータであれば伝えないのも一考ですが、伝える時には不確かであることを申し添えましょう。

七　イメージが湧く言葉を加える

具体的なデータを示すことは、伝える側と聞く側で同じ尺度で情報を共有できるため効果的だと紹介しました。では、データで表せない情報を扱う場合は、どうすれば良いでしょうか。


「先生、お世話になってます。○○救急隊ですが、搬送依頼です。70歳の女性、昨夜から息苦しさがあり、1時間前から悪化したため救急要請されました」

「何か既往（持病）があるの？」

「糖尿病があり、近くのクリニックにおかかりで内服されていますが、入院歴はないようです」

「それでバイタル（バイタルサイン）は？」

「血圧が高く204の130（mmHg）、脈拍96（回/分）、呼吸（数）が28（回/分）、サチュレーション（酸素飽和度）が96％、体温が36・2度です」

「うーん、確かに頻呼吸だけど、サチュレーションは下がってないね」

「でも先生、息するのに精いっぱいで、まったく会話できません」

「なるほど、まずいね。早く連れて来て」


「会話できないほど（苦しい）」

苦しさの程度をイメージできますよね。伝える相手にイメージが湧くような言葉を付け加えることで伝わります。言葉のみで、こちらの情景を聞く側にも鮮明に思い浮かぶように伝えましょう。


「痛くて大人が号泣している」

「怖くて失禁した」

「鳥肌が立つほど感動する」

ただし、曖昧な言葉を加えても長くなるだけで無駄です。最近、政治家の答弁を聞いていると「きちんと」「しっかりと」「適切に」という言葉を多用していて、とても気になります。政治を「きちんと行う」「しっかり行う」のは当たり前のことで、これらの言葉は曖昧で具体性がありません。結局、全体的に中身のない発言に感じてしまいます。「とても」「ひどい」「強い」「あまりにも」「極めて」「すごい」も前後にある言葉を修飾するためによく使われます。しかし、これらの言葉は漠然としていて、聞く相手はイメージが湧きませんよね。

短く簡潔に伝える、という原則に沿い付け加えるのは必殺の決め台詞《ぜりふ》だけで、無駄な言葉は加えないようにしましょう。

よく漫画では、湯が沸騰したヤカン、大噴火した火山に顔や頭を変えて激しく怒っている表現をしていますよね。または、おかしくて床を転げ回って笑っている、実際にそのような笑い方をする人は見たことがありませんが、愉快さが伝わってきます。聞く相手の頭の中に、そのような漫画や情景、イメージが浮かぶように伝えましょう。

しかし、実際に言葉でイメージを伝えることは至難の業《わざ》です。伝える側が意図しない、まったく違うイメージが聞く側に浮かぶこともあります。

次の文章から情景をイメージしてみてください。皆さんは、私と同じイメージが湧くでしょうか。


「雄大な富士山を望む水面に、鳥が二羽浮かんでいる」


どうですか?

「雪化粧した富士山が見える山中湖に、飛来した白鳥が二羽、羽を休めている」なんて、美しい風景を思い浮かべた皆さま! 違います!

私のイメージは、「湯煙が立ち込める昭和の銭湯、奥には富士山の絵、湯舟にはアヒル隊長(黄色いアヒルのおもちゃ)が2個浮かんでいる」です。

言葉が長くなれば、より正確にイメージを伝えることは可能かと思います。そこで、

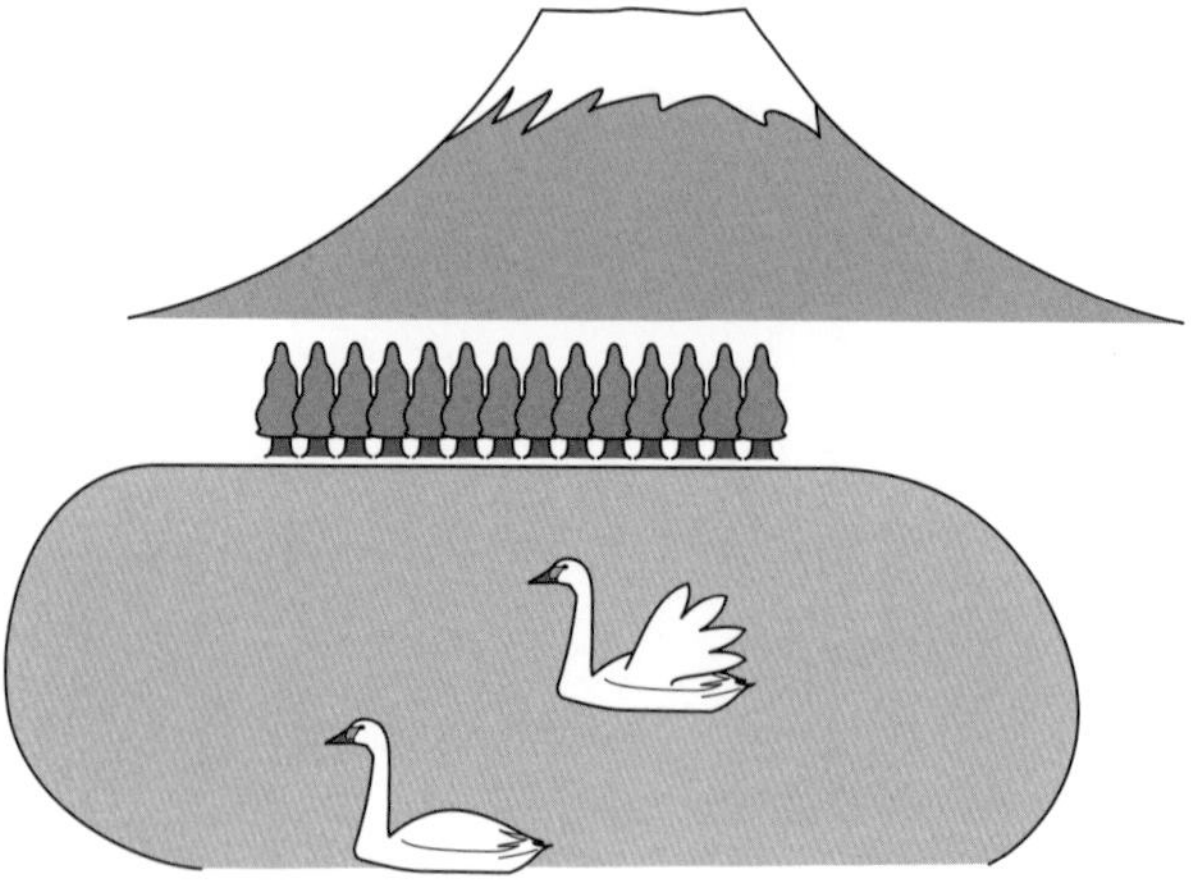

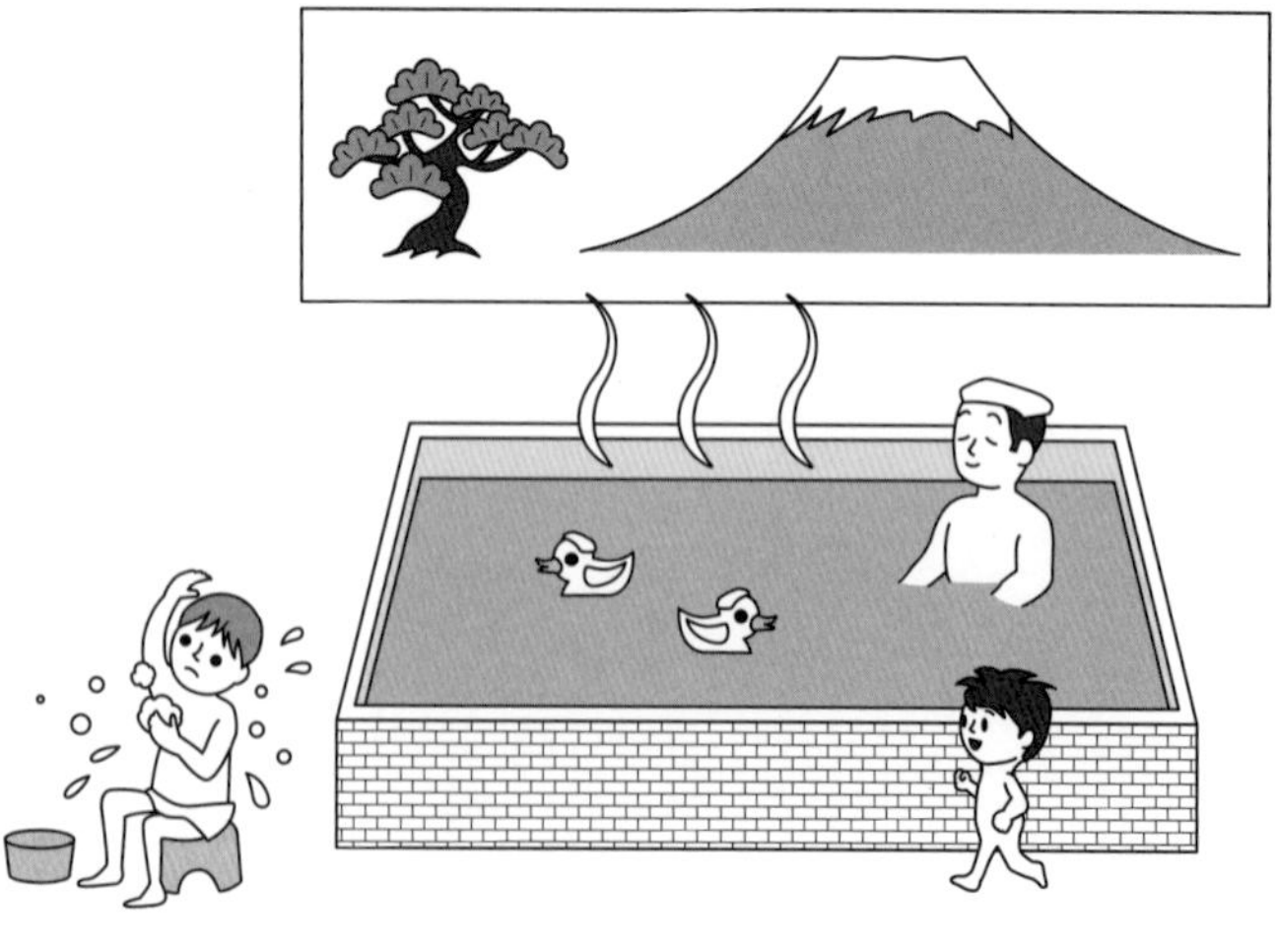

言葉短く伝える側と聞く側で同じイメージを湧かすためには、常識的に「絶対に合っている」、あるいは逆に「絶対に外れている」という共通認識を入れると良いと思います。

• 絶対的に合っている―東京スカイツリー（2024年現在での高い建物、昔の「清水の舞台」）、アンパンマン（2024年現在での正義の味方）、1億円は百円より高額（絶対的事実）

• 絶対的に外れている―二連続国士無双、牛が電線にとまっている、太陽が西から昇り東に沈む（天才バカボン）、ゴジラの襲撃で電車が遅れた（遅刻の言い訳）

難易度は高いのですが、相手が一瞬で納得できる、イメージが湧く言葉を加えて伝えてみましょう。

八　繰り返す

私の子供たちが、まだ小学生くらいの頃、旅行先で芝生が整備された公園に遊びに行きました。子供たちは芝生に横になり、両手を上げると転がり始めました。

「0120、107、9○○」
「0120、107、9○○」
「し○○○クリニック！」

子供たちが完璧にテレビCMの真似をするので、大笑いした思い出です。子供にはまったく関係のない分野のCMでも、しっかり印象に残っているのです。

ヒット曲の中でも、歌詞を繰り返されることで印象に残っている歌も多いです。
円広志、オフコース、大事MANブラザーズバンド、茂森あゆみと速水けんたろう、ドリカム、金爆…（敬称略）と皆さんのそれぞれの世代であると思います。（初稿では、それぞれの歌詞を紹介していたのですが、著作権に関する予算の都合で却下されました。歌手・バンド名からお調べください。）

情報を繰り返すことで強調され、相手に印象を残すことができます。

救急病院の若手当直医師が、同じく当直している脳神経外科医に診察を依頼している様子です。

「先生、75歳女性で1時間前からの左麻痺を主訴に救急搬送されました患者さんを診てほしいのですが」

「頭部CTは撮ったの？」

「はい、でも所見がなくて急性期脳梗塞だと思います」

「患者さんの状態は？」

「意識レベルがE3V4M6（呼びかけると開眼、指示には応じるが、質問の答えが不適切）で呂律《ろれつ》障害があります。左上下肢の完全麻痺（左手足がまったく動かない）です」

「既往（持病）や内服歴は？」

「高血圧症で内服しています。抗凝固薬（血をサラサラにする薬）は内服していません」

「バイタルサインは？」

「脈拍100（回/分）で洞調律（脈に不整がない）で、血圧86の60（mmHg）……」

「ん、ちょっと待った。血圧低いの？」

「はい」

「それ、おかしいよ。脳卒中ではないのでは？」

「え、でも麻痺がしっかりあります」

「いや、高血圧で内服している患者なのに血圧低いよね」

「はぁ。確かに」

「脳卒中で低血圧はおかしい！」

「でも、麻痺が……」

「繰り返すよ。脳卒中で低血圧はおかしい！　他に何か原因があって麻痺が出ていることを考えろ」

「え」

「何か隠れている！　脳卒中で低血圧は不自然！　今病棟で処置中だけど、後で見に行くから。それまでに、血圧が低い原因を検索するんだ！」

「わ、わかりました」

結局、脳神経外科医が懸念したとおり、急性大動脈解離が原因で腕や脳に行く血流が阻害されていることで麻痺が出ていました。緊急手術が必要で、心臓血管外科が対応できる病院に転送になりました。

「だろ。言わんこっちゃない」

「ありがとうございます」

駆けつけた脳神経外科医が、若手医師に向かってニンマリしています。

情報を繰り返すことで、情報を強調でき、説得力が出て、聞き逃しを防ぎ、記憶に残すことができます。

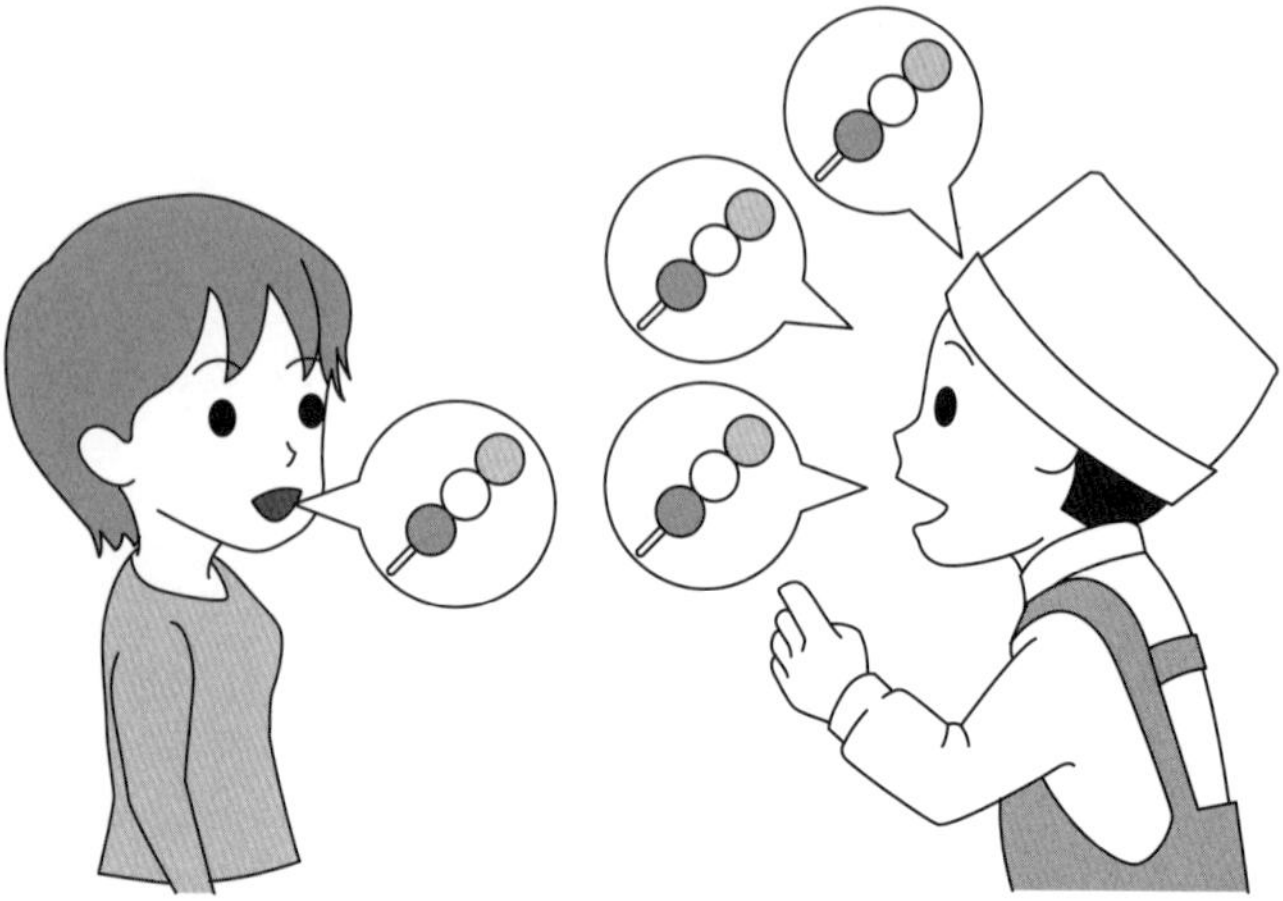

「繰り返します」
　と前置きすることで、さらに強調され「大事な情報」と聞き手に印象づけることができます。

　しかし、相手に残る強調の度合いが、いくら繰り返しても高くならないこともあるので注意が必要です。

　子供にお遣《つか》いを頼む時、残ったお金で「おやつ買っていいよ」と言うと、子供はおやつを買うことに全神経を集中させてしまいますよね。ですから、絶対忘れてほしくない物を繰り返し伝えても、それでも忘れて、

「なぜか、おつりが多く余ったから、おやつが

たくさん買えた」

と、おやつを見せて母に怒られたことが私にも多々ありました。繰り返すことが有効となりません。メモを渡して買い物してもらう方が確実ですよね。

また、重要でない情報の繰り返しは、

「さっき聞いた、もういい」

と、相手を不快にしてしまうこともあるので、無駄な繰り返しをしないように注意しましょう。

九　5W1Hを意識する

総務省消防庁の『通信指令員の救急に係る教育テキスト』には、情報を伝達する「アウトプット」のテクニックに関してあまり書かれていないと第I章で述べました。その数少ない教えである「5W1Hで整理せよ」とは、どういうことでしょうか。

ある日、小学校3年生の蟹江君が学校から帰ってくると、腕や膝に擦り傷がありました。お母さんが尋ねます。

「どうしたの？　転んだの？」

「木から落ちちゃったの」

「えっ、ちょっと、だ、大丈夫？」

慌てて、病院に連れて行きました。

診察室で医者が話しかけます。

「木から落っこちたんだって？」

「うん」

「どこを打ったの？」

「うーん、お尻かな？　お尻、真っ赤になっててイタタ、イタタと言ってた」

「言ってた？……どれどれ」

お尻を先生が見ると、蟹江君のお尻は赤くもなく、何も異常がなさそうです。さっ、と蟹江君がお尻を隠します。

「違うよ！　門樹君だよ」

「えっ？」

「ええっ？」

医者とお母さんが同時に驚きます。

「……うーん、と。最初から教えてくれる？」

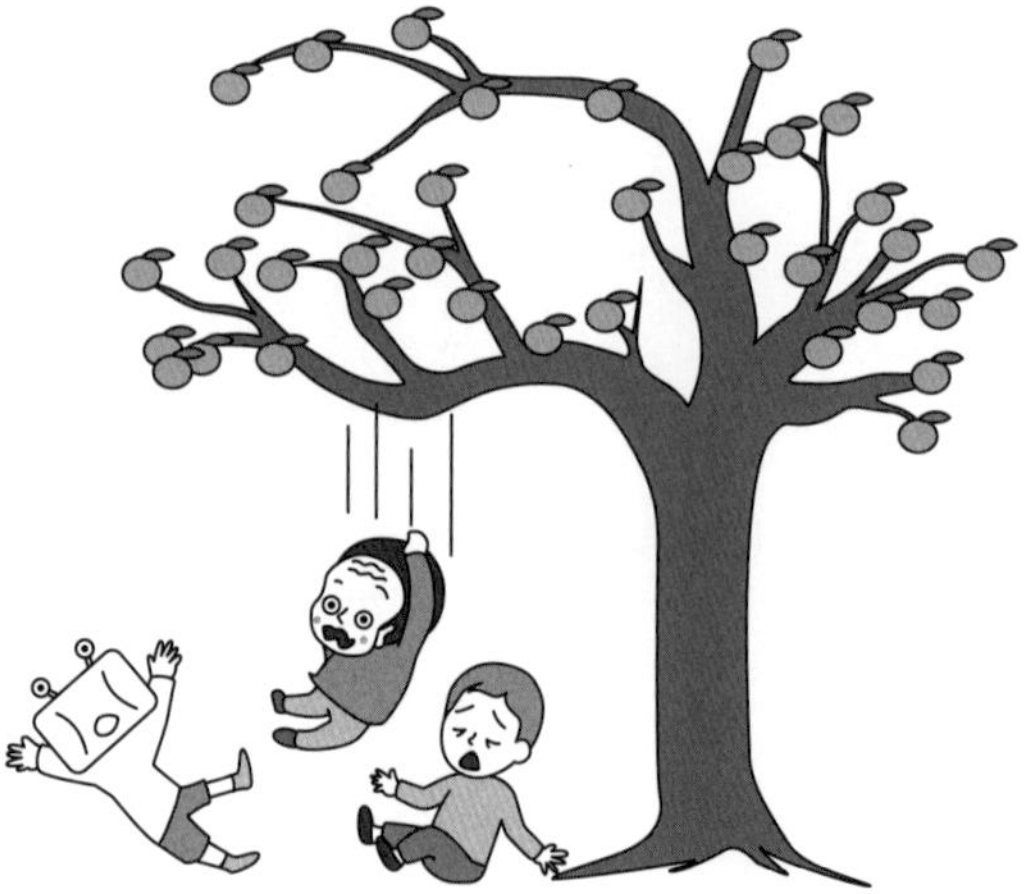

蟹江君は、学校の帰りに友達数人と近くの公園へ寄り道したそうです。そこで、木登りの得意な門樹君が柿の木に登ったけど、滑って落ちそうになりました。そこで、木の下でみんなが助けようとしたのですが、門樹君が力尽きて落ちたために下にいた蟹江君たちが飛ばされて擦りむいた、ということでした。門樹君は「イタタ、イタタ」と帰っていったようです。

ばつの悪そうなお母さんを横に医者が診察した結果、蟹江君は腕や膝の擦過傷だけだと、傷を消毒してくれました。

診察室を出ると、門樹君とそのお母さんが順番を待っていました。門樹君は、ニコニコ元気そうです。良かったね、門樹君たちがあまり語らずとも先生はすでに事情をよく知っているよ。いきなりズボンを脱がすかもね。

このようなことは情報を提供する側も、収集する側にも不足があったために起こります。５Ｗ１Ｈとは、英語の疑問詞であるWhen, Where, Who, Why, What, How の頭文字をとったものです。このままで理解できる人はそれでＯＫです。しかし、日本人は私も含めて英語に馴染《なじ》めない人が多いので、「５つのＷって・・・、Which は入ってた？」と迷ってしまうこともあると思います。

ですから、日本語で「いつ、どこで、誰が、なぜ、どのように、どうした」と覚えていただき、これらを伝達するように心がけます。

ですから、蟹江君の話では、

「いつ When」― 今日の放課後

「どこで Where」― 公園で

「誰が Who」― 門樹君が

「なぜWhy」ー 木に登って
「どのようにHow」ー 滑って
「どうしたWhat」ー 落ちた
そして、落ちてきた門樹君に飛ばされ、蟹江君は擦りむいたとなります。

このような話は子供との会話だけでなくても、日常生活でよくあることですよね。「いつ、どこで、誰が、なぜ、どのように、どうした」をきちんと踏まえて伝え合うことで、勘違いや混乱を防ぐことができます。

特に日本語の口語体（話し言葉）は英語とは異なり、主語や目的語などを省いてコミュニケーションを取る特徴があるため注意が必要です。
ドロンジョ様の毎度の台詞《せりふ》で（タイムボカンシリーズが若い人には通じないかもしれませんが……）、
「やっておしまい！」

は典型的で、曖昧な動詞のみで他はすべて省略されています。非常に不確かであり、聞き手に伝わらない可能性が高いことになります。正確に伝えるには「いつ、どこで、誰が、なぜ、どのように、どうした」を加えて相手に伝えます。

ですから、ドロンジョ様は正確に伝えたいならば、「今、この場所で、私はお前たち（ボヤッキーとトンズラー）に、ヤッターマンに邪魔をされているので、秘密メカで、ヤッターマンを倒せと命令する！」と言う必要があります。

でも実にまどろっこしい。「やっておしまい！」だけで見ていても違和感なく伝わっているのは、日本語の良いところでもあります。必要以上に「しつこい」情報は、長くなるだけですから省いても良いと思います。

伝える情報で混乱を招くことが予想された場合、「いつ、どこで、誰が、なぜ、どのように、どうした」を、必要に応じて補足するようにしましょう。

参考文献

・山本昭生：言いたいことを1分にまとめる技術．日本実業出版社，2018

・カーマイン・ガロ：伝え方大全．井口耕二訳，日経BP，2019

・鶴野充成：図解　頭のいい説明「すぐできる」コツ．三笠書房，2016

・坂本哲也，畑中哲生，松本　尚：救急活動コミュニケーションスキル―何を聞く？　何を伝える？．メディカルサイエンス社，2009

・高田　明：伝えることから始めよう．東洋経済新報社，2017

・田中耕比古：一番伝わる説明の順番．フォレスト出版，2018

・工藤昌幸，松井寿夫：言いたいことがキチンと伝わる説明力の基本．こう書房，2010

・桐生　稔：説明の一流，二流，三流．明日香出版社，2021

・岡本純子：世界最高の伝え方．東洋経済新報社，2023

・朝倉智也監修：図解　はじめての投資信託．Gakken，2015

おわりに

最後までお読みいただきありがとうございました。

共に仕事をしている救急隊員たちから、うまく伝えられず悩んでいるとの声を耳にしていました。同じように悩む多くの救急隊員に届くように本にしようと思い立ちました。構想5年以上……、と言えば聞こえはいいのですが、怠《なま》けてダラダラと書き続けただけです。このままじゃ、いつまでたっても完成しない、と昨年春に出版社を訪ねた際に、この本の企画を出させていただきました。奮起しても、さらに1年以上かかり何とか本の体裁が整いました。

この本を読み終えた瞬間から、伝え方の達人になれるわけではありません。明日からがスタートです。実践して、振り返り、分析してまた実践していく。その繰り返しで少しずつ上達し続けてください。ロールプレイングゲームでも、いきなり魔導士やドラゴ

ンには敵《かな》いません。最初はスライムを地道に倒していきますよね。レベルアップし続けていただいて、

「病院への電話……。最近ちょっと慣れたかも」

となれば、少し上達した証しだと思います。

静脈路確保も同じです。最初は、患者さんに何度も針を刺して謝ってばかりですが、そのうち1回で入れられるようになり謝ることが少なくなります。さらに上達すると、ほかのスタッフから頼まれるようになります。

もっと伝え方が上手になりたい、この気持ちを持ち続けてください。その努力を応援しています。

救急医療を取り巻く数々の問題を解決すべく、技術が進歩して将来的にはファーストコールという作業が不要となる日が来るかもしれません。人工知能（ＡＩ）が搬送する医療機関を選定し、個人情報や事故画像、患者の容態も自動的にデータ送信される。データセンターのＡＩから、推奨する処置の指示を受け取る。そのような未来であって

も、人と人が情報を伝え合う場面は必ずあります。伝える技術は変わらず必要であり、習熟することが求められます。

最後に皆さんにお伝えしたいキーワードは「愛」です。

仕事への愛があれば、何事にも向上心を持ち続けていけると思います。後進への指導も熱が入ることでしょう。

他人への愛があれば、他人の立場や求めていることを汲み取り自分の行動を考えられるはずです。

自分への愛があれば、体の維持に努めたり、たまに息抜きや自分へのご褒美を与えてリフレッシュすることができるでしょう。

それぞれ愛を持って日々を送れば、些細《ささい》なことかもしれませんが人の役に立つことに繋《つな》がると思います。頑張っていきましょう。

この本を世に出すにあたり、趣旨を理解していただき怠け者の尻を叩いてご指導いただいた株式会社シービーアールの宮内秀樹氏に感謝申し上げます。おかげで形にすることができました。そして私の礎《いしずえ》をつくってくれた、これまで出会ってきたすべての消防職員にも感謝を申し上げたいと思います。

ありがとうございます。

二〇二四年六月

水嶋知也

[著者略歴]

水嶋知也（みずしま ともや）

船橋市立医療センター 救命救急センター 副部長。

1973年千葉県船橋市生まれ。東京電機大学高等学校、杏林大学医学部を卒業。1998年医師免許取得。船橋市立医療センター臨床研修、自治医科大学大宮医療センター（現自治医科大学さいたま医療センター）心臓血管外科、船橋市立医療センター麻酔科集中治療科などを経て現職。

日本救急医学会、日本麻酔科学会、日本外科学会専門医。

趣味はお酒、写真。

ファーストコール
すべての救急隊員に贈る「伝え方」の指南書

2024年7月11日　第1版第1刷©

著　　者　水嶋知也
発 行 人　永田彰久
発 行 所　株式会社シービーアール
　　　　　東京都文京区本郷 3-32-6　〒113-0033
　　　　　☎(03)5840-7561（代）Fax(03)3816-5630
　　　　　E-mail／sales-info@cbr-pub.com
　　　　　ISBN 978-4-911108-42-0　C3047
装　　幀　三報社印刷株式会社デザイン室
印刷製本　三報社印刷株式会社